外科医から観た
マクロの社会学

森　正樹
九州大学主幹教授
大阪大学名誉教授
日本外科学会理事長

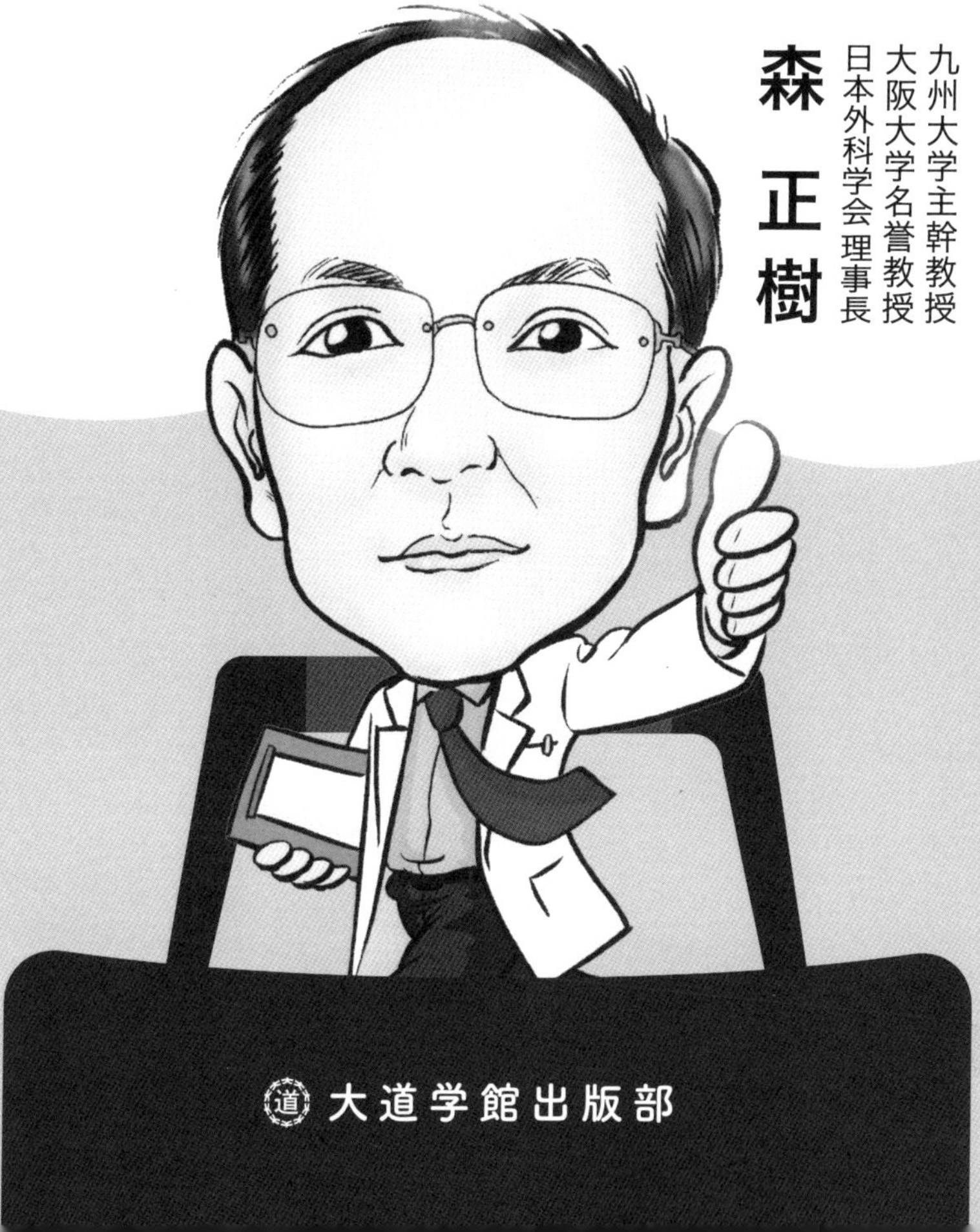

大道学館出版部

はじめに

　ある日、大道学館出版部の古山正史さんから電話を頂いた。
「森先生、月刊誌の臨床と研究の赤ページを1年間担当しちゃらんね？」

　これまでの赤ページ担当者は文才豊かで、大変に読みやすく、なおかつ奥行きのある文章を書かれておられた。私を含めて多くの読者が楽しみにしている名物コーナーが赤ページである。そのような大切なコーナーを、私に担える能力はなく、大変光栄とは思いつつも、すぐに丁寧にお断りした。しかし、古山さんの粘り腰には勝てるはずもなく、説得を受けた末に結局引き受けることになった。これまでも医学雑誌の巻頭言や巻末言を書くことはあったが、読者の専門領域がほぼ似通っているため、さほど苦労を感じることはなかった。しかし、赤ページの読者は多様であり、臨床と研究に毎月1回文章を寄せるという作業は、想像はしていたが、大変骨の折れることであった。先ずは、何について書くか、題材探しが重要である。当初は高尚な題材を検討していたが、すぐに自分の能力の限界を知り、身の回りのありふれたことについて書くことに方針転換した。そのため、少し気が楽になったが、その一方で読者が、そのような軽い題材で喜んでくれるだろうかとの疑念に捉われた。しかし、心配していても無駄なのでまずは身近な題材で書き始めた。主に出張の折の移動時を利用して書くことになった。

連載が始まって半年ほど経ったころ、再び古山さんから電話を頂いた。悪い予感がした。「森先生、赤ページの評判が良いとよ、だけん、もう一年ついでに書いてくれん?」悪い予感は的中した。赤ページはついでに書けるほど甘いものではないし、そもそも評判が良いとは古山さん以外からは聞いたことがない。お世辞に決まっている。それは古山さんが一番分かっているはずなのに。もちろんその様な口答えが古山さんに通用するはずもなく、もう一年引き受けることになった。本当に頭が痛かった。

全体構想はもとより無かったが、もう一年担当することになり、少しは全体のバランスなど考えないといけないのでは？と思ったりしたが、結局は最後まで、その都度思いついた題材で書いてしまったため、まったく一貫性のないものとなった。自分では反省しているが、多くの読者はもとより期待していないだろうと確信していたため、それほどの罪悪感はなかった。

今回、これまでの24回をまとめて本にするとのありがたいお話をいただいた。あらためて目を通すと、まさしく題材に一貫性がないことが露呈したが、お許し頂きたい。また、以前、新聞で連載していただいた大腸がんの話題もついでに載せていただくことになった。赤ページを第1部、大腸がん関係を第2部としてまとめていただいた。

この本を読んでも皆様には何の役にも立たないが、少なくとも不幸な気持ちにならなければありがたい。コーヒーブレークの際にでも読んで頂ければ、この上なく嬉しい。皆様のご配慮に感謝し、ご健勝をお祈り申し上げる。

最後にこの様な苦痛ある機会を与えて頂いた古山正史さんと、いつも優しく励ましてくれた編集部の河原亮子さん、それに丁寧に校正いただいたミドリ印刷の坂本ゆかりさんに心から感謝申し上げる。

森　正樹

九州大学主幹教授・大阪大学名誉教授
日本外科学会理事長

目次

contents

第2部

第1部

1. 私の故郷と自己紹介

今回から赤ページを担当させていただきます。どうぞよろしくお願い申し上げます。初回は自己紹介を兼ねて、大学入学の頃までの事を、幼年期を過ごした奄美の思い出を含めて紹介させていただきます。

平成29年3月に34番目の国立公園として奄美群島国立公園が誕生しました。奄美大島、喜界島、徳之島など8つの有人島とその周辺の無人島が含まれており、すべて鹿児島県に属しています。国立公園指定に続き、最近、奄美大島と徳之島は沖縄島北部および西表島とともに、世界自然遺産に正式に推薦されることが決まりました。島民はもとより島出身の私も大喜びしています。奄美群島と沖縄列島は大昔（約1、000万年前）から大陸や日本本土と陸続きになったり、離れたりを繰り返しています。約200万年前におおよそ現在のような形になった時、大陸に移動せず島々に閉じ込められた生物は、その後長い年月をかけて固有種へ進化したと考えられています。その結果、アマミノクロウサギ、ルリカケス、アマミミヤマクワガタなど多様な固有種が見られるようになりました。私はこの自然豊かな奄美大島と徳之島で12歳（小学校6年）までを過ごしました。全てにおいてヤマト（日本本土の事）から10年以上遅れていると言われていましたので、そこで経験したことは、ヤマトの同級生には理解しがたいものだったようで、中学・高校時代の同級生からは父親世代に似ていると言われていました。

私は昭和31年（1956年）3月に奄美大島の大和村にある今里という村で生を受けました。父が教員をしていた関係で、父の転勤にしたがい奄美群島内を異動しました。今里はカツオ漁の基地として栄えていたようですが、現在は人口わずか150名の寒村となっています。3歳の時に徳之島の天城町に移り小学校2年までを過ごしました。天城町は水道整備が十分でなく、村に一ヵ所設置された水道まで天秤棒を担いで水汲みに行くのが、小学校から帰ってすぐの日課になっていました。水をこぼさないように歩くため、バランス感覚の醸成に役立ちました。また、足腰の鍛錬も十分にできました。小学校までの道路脇にはサトウキビ畑が広がっており、下校時には友人とちゃっかり頂いたものです。ただ、徳之島は奄美大島と共に毒蛇のハブで知られています。サトウキビ畑にはネズミやカエルを狙うハブがかなりの頻度で出没しますので、サトウキビを取る際には十分な警戒が必要です。道路を歩く際には真ん中を歩くこと、ネズミやカエルが道を横切る際は（ハブが追いかけて来ることがあるので）、しばらく立ち止まっておくことなどは自然に身に付いた習慣です。小学校入学時には校庭に横断歩道と信号機が設置され、都会に行って困らないような指導を受けました。しかし、都会に行ける子はほとんどおらず、また、信号機が一台もない島でしたので、無意味な授業でした。それよりハブに出会った時の逃げ方の授業の方が身に付いています。ところで、当時、徳之島ではハブ咬傷のため命を落とす人が少なくなく、そのため、保健所はハブ駆除と抗血清確保のために捕獲したハブの買取りを行っていました。私は時々ハブを捕獲し、保健所に持って行っていました。1匹捕獲すると、小学生の一ヵ月分のおやつ代以上の額がもらえました。ただ小学生が一人で保健所に行くと、保健所のおじさんがハブの長さ（大きさ）測定の際に不正をすることを知りました。ハブは大きいと定額で買取りますが、小さいと勝手に金額を少なくします。それからは仲間と一緒に行くようにして不正防止に努めました。このことから規律遵守の精神の大切さと仲間との協力の大切さを学んだ気がします。

小学校3年生の時に奄美大島の名瀬市（現在は奄美市）に移り伊津部小学校で5

年生まで過ごしました。名瀬市は奄美群島の中で唯一の市で、狭い土地に多くの人が住んでおり、人口密度が高く、徳之島から来た小学生には大都会に見えました。各所に信号も横断歩道もありました。また自宅には水道はもとより風呂の設備もあり、外で雨シャワーを浴びる必要性から解放され、いたく感激したことを覚えています。小学校6年の時にまたしても父の転勤に伴い市内の別の小学校（奄美小学校）に転校しました。そこで出会った先生から鹿児島市にラ・サール中学という良い中学があるから受験してみたらどうかと勧められました。私はカタカナ名の学校に興味を持ちましたが、どのような学校か全く知らないままに受験しました。奇跡的に合格してしまいましたが、それからが大変でした。親族が鹿児島に行くことに大反対したからです。理由は奄美と薩摩の過去の歴史にありました。「明治維新のカギは奄美の砂糖にあり」（大江修造著）によると、琉球文化圏に属していた奄美は薩摩藩の侵攻により併合され、薩摩藩の財政立て直しのために厳しく搾取されてきた歴史があります。サトウキビ栽培から砂糖生産まで過酷な支配を受け、納税のために多くの餓死者まで出ました。奄美の砂糖のおかげで薩摩藩は財政立て直しに成功し、幕末には戦艦購入などの軍備を整え、ついには討幕の主役に躍り出ました。当時、そのような事を小学生の私は知りませんでしたが、親や祖父母の世代は身近に知っていたようです。そのために鹿児島の学校に行くことに大反対されました。最終的には父が皆を説得し、おかげで無事にラ・サール中学に入学できました。薩摩藩の財政改革の中心人物であった調所広郷《ずしょひろさと》は鹿児島では英雄で小さな銅像まで建立されていますが、奄美ではワルサンチュ（悪人）です。

さて、めでたくラ・サール中学へ入学後は、寮に入り団体生活と学校生活を楽しみました。奄美から鹿児島へ出た時のカルチャーショックは相当なもので、ホームシックにかかる暇はありませんでした。初めて食堂に行き、月見うどんを頼んだ時に、「月見」の意味が初めて分かり妙に感動したことを覚えています。また、友人が腕時計をしているのを見て、「大人だな」と感じたことも忘れられません。中学から高校まで男子一貫校で、高校受験がないためクラブ活動が盛んで、私はサッカー部に入り充実した日々を過ごしました。当時高額だったサッカーシューズはハブを売った貯金で買うことができ、若干の優越感に浸ることができました。多くの友人に恵まれましたが、中でも中島衡さん（福岡大学内科教授）や安達洋祐さん（久留米大学医学教育センター教授）には仲良くしていただき、中学・高校・大学、さらには社会人リーグまで一緒にサッカーを楽しみました。ラ・サールの同級生には石井章雄君（ラ・サール石井）や片野坂真哉君（ANAホールディングス社長）、羽田浩二君（フィリピン大使）など、第一線で活躍中の思いやりのある素晴らしい仲間が多く、多感な時期をとても良い環境で過ごせたことに感謝しています。九州大学教授の古江増隆君（皮膚科）、古谷野潔君（歯学部）も同級生で、それぞれの分野で日本の牽引役として大活躍していることを誇りに思っています。

昭和49年（1974年）無事に九州大学医学部に入学することができましたが、それ以降、現在までのことは、機会があれば別に書きたいと思います。これまでに奄美市で3回、徳之島で1回、医学の研究会を開催させていただきました。沖縄に行く人は多いのですが、それより近い奄美や徳之島に行く人は非常に少ないことを気にしていました。研究会を開催させていただいたのは、奄美を知って頂ける良い機会になると考えたからです。努力の甲斐あって奄美に魅了され、その後にリピーターになった人が少なからずおり、喜んでいます。なお故郷での研究会開催にあたっては、故郷在住の小学校の同級生が万全の体制で手伝ってくれました。感謝あるのみです。このような私ですが、この一年、どうぞよろしくお願い申し上げます。

2.

こんなに変わった外科診療 ――その1

私が研修医になった昭和55年（1980年）ごろと、37年後の現在を比較すると、消化器疾患に対する考え方や治療法は驚くほど変化した。そこで2回にわたり変化の概要を記したい。今回は食道や胃疾患に関する、こんなに変わった外科診療について記す。

私が九州大学第二外科の研修医になった昭和55年は、食道の外科的疾患と言えば門脈圧亢進症に伴う食道静脈瘤と食道癌であった。どちらも研修医泣かせで、手術後数日は病棟寝泊まりが当たり前であった。現在では食道静脈瘤の外科手術はほとんど行われなくなったが、食道癌は今でも外科手術が治療の中心であり続けている。当時講師の杉町圭蔵先生は難治である食道癌の治療法開発に邁進されておられ、すでに全国的に有名であった。食道癌の手術は右開胸と開腹による食道亜全摘術と胃管による再建手術が行われていた。術後合併症として縫合不全の頻度が全国的にも高く、大きな問題であった。杉町先生は縫合不全を少なくするために、胃管を極力細く長くし、吻合部に緊張がかからないようにする工夫など、あらゆる努力を続けておられた。また、日本に導入されたばかりの高カロリー輸液による周術期栄養管理を取り入れられ、縫合不全を起こしてもリカバーできる道筋を示しておられた。当時は胸部と腹部のリンパ節を郭清することが主流であったが、頸部と上縦郭のリンパ節転移も多いことから、九大第二外科の先輩で当時福岡大学におられた三戸康郎先生らが、胸部、腹部のみでなく頸部・上縦郭も含めた3領域郭清の重要性を発表されたころでもあった。この様に、この頃は現在行われている食道癌の外科治療法の黎明期であった。1980年代後半になると杉町先生は教授になられ、食道癌の手術をバリバリこなしておられた。手術では桑野博行先生（群馬大学教授）が第一助手、私が第二助手を務めることが多かったが、ある時、桑野先生と私が前夜に焼き肉を食し、ニンニクの匂いを消せずに手術場に入ったことがあった。その際、杉町先生から「息を吸っても良いが決して吐くな」と怒られたことは、今となっては懐かしい思い出である。

外科手術法に関しては、その後現在に至るまで低侵襲化が進んできた。胸腔鏡下食道切除術は1992年にイギリスで、そして1995年には日本でも開始された。多数の施設から安全性と低侵襲性が報告されたことにより、実施施設数と患者数は全国的に増え続けている。さらに当初は開胸手術と同じように左側臥位で行われていたが、最近は一層視野展開が良く、さらに低侵襲とされる腹臥位で行う施設が増えている。その普及には藤田保健衛生大学の宇山一朗教授や佐賀大学の能城浩和教授（九大第一外科出身）らの尽力が大きい。最近では内視鏡手術支援ロボットにより手術を行う施設もある。現在はＩＣＵでの術後ケアも充実し、術後2〜3週間程度で退院するのが普通になっており、術後管理で苦しんだ昔と比べると隔世の感がある。

胃については昭和55年当時、胃潰瘍と十二指腸潰瘍がまだ手術対象であった。昭和57年（1982年）にＨ2受容体拮抗薬が登場し、その劇的な治療効果であっという間に治療法が一変した。私は潰瘍の手術症例数が劇的に減少していく歴史の目撃者となった。現在、潰瘍で手術をするのは極めて限られた症例に対してである。ところで、私が手術で初めて執刀させてもらったのは研修医1年目の時で、胃潰瘍の手術である。研修医1年目で胃の手術を執刀させていただいたのには、それなりの理由がある。それは思いがけなく実現した。私の受け持ち患者さんの手術の際、消毒が終わり、オーベンの甲斐秀信先生と一緒に執刀者である杉町先生のお出ましを待っていた。その際、私は何故か執刀者のポジションに立っていた。手術室のドアが開き、杉町先生が入って来られ、ちょっとたじろがれたが、そのまま第一助手のポジションにスッと入られ、一言「今日は森君が執刀しなさい」と言われた。その時に初めて自分が執刀者のポジションに立っていることを認識し、相当に焦ってしまった。「執刀しなさい」と言われてもどうやったら良いか分からない。初めてメスを持ち、患者さんの腹部を切ると、ごく表面のみ（おそらくは表皮だけ）が切開された。杉町先生が「男だったら力いっぱいやりなさい」と声がけしてくれ、その後も指示をしながら手術を最後まで完遂させてくれた。私の初めての執刀は、このようにして、研修医1年目で実現した。患者さんが無事に退院するまで、しつこいくらいに病室に足を運んだ（心配で足を運ばざるを得なかった）。杉町先生は私以上に気が気でなかったと思う。私にとって大事な思い出で、患者さんと杉町先生、そして甲斐先生には感謝あるのみである。１９８２年には難治、穿孔、出血、狭窄などで、全国で約６、０００例余りの消化性潰瘍患者が手術を受けていたが、５年後には半減し、10年後にはほぼ穿孔と緊急出血の症例のみに実施されている。

　1991年にはPPIが登場し、治療効果が一層高まった。その後、潰瘍のテーマはピロリ菌に移り、内科領域ではホットな議論が巻き起こることになった。ピロリ菌はオーストラリアのマーシャルとウォレンにより1980年代に発見されたが、当時、私は大学院生として遠城寺宗知先生、岩下明徳先生（福岡大学筑紫病院教授）のもとで、消化器の病理学を勉強しており、胃や大腸の生検標本や切除標本を毎日のように鏡検していた。ある時、胃の生検標本の粘膜表層に黄色いゴミのようなものが付いていることに気づいた。気になって観察を続けると、かなりの頻度で見つかることが分かった。他方で大腸の標本には見られないため、単なるゴミではないのではないかと思っていた。この時にさらに探求心を発揮し、細菌培養を思いついていたらと悔やまれてならない。胃癌症例が多く、診断と治療で世界をリードしてきた日本でこそ見つけなければならない病原菌だった。

　さて、胃癌は長年、日本の消化器外科医が最も多く診察し、最も多く手術をする疾患であったが、いつの間にか大腸癌に追い越された。ピロリ菌の除菌や早期癌の内視鏡的治療により、手術適応となる胃癌が少なくなっているためと思われる。昭和55年ごろは開腹により手術が行われていたが、1994年に九大第二外科の先輩の北野正剛先生（大分大学学長）らにより腹腔鏡補助下幽門側胃切除術が報告されて以来、内視鏡補助下手術、さらには完全内視鏡下手術へと移り、現在の内視鏡手術全盛時代を迎えている。大きな切開創での手術から小さな孔だけで行う手術へ、まさに大きな変革の時代に身を置いたことになる。

私が研修医の時代からすでに37年が経過した。この間、上記のように、対象疾患や手術法が大きく変わった。ただ、手術のアプローチは変わったものの、開腹であれ内視鏡下であれ、癌の外科治療の基本的な考えは変わっていない。それは悪いところを切除し、残ったものを繋ぐ（再建する）という考えである。たとえば、胃癌の手術の基本的考えは1881年のBillrothの報告以来変わっておらず、今もBillroth Ⅰ法、Ⅱ法が継承されている。これから37年経った先も同じであろうか？　生きていれば私は１００歳間近になる。その頃には、おそらくは患者さん本人のｉＰＳ細胞から胃そのものを再生する技術が確立され、胃切除術ではなく、胃置換術が主流になっているのではないか、あるいは、胃癌の早期発見や予防法の精度がますます発展し、外科では胃癌の手術が無くなっているかもしれない。また、仮に外科手術が行われている場合、その執刀者は人ではなくＡＩかもしれない。現在はダ・ビンチを用いた人によるロボット支援手術が普及しつつあるが、最近ＳＴＡＲ（Smart Tissue Autonomous Robot）という人を介さずにＡＩだけで行う手術が発表され、手術に人がいらなくなる可能性を示した（Shademan, A. et al., Sci Transl Med, 2016）。現在、問題となっている外科医不足も一気に解消されるかもしれない。あるいは膵癌における膵管・空腸吻合など、難しい吻合はＡＩが行い、危険度の低い部分を人が担うというような共存共栄も考えられる。今後が楽しみである反面、怖い気もする。何とか１００歳まで生きて変遷を見届け、その結果を再び本誌に寄稿したいものである。

3. こんなに変わった外科診療——その2

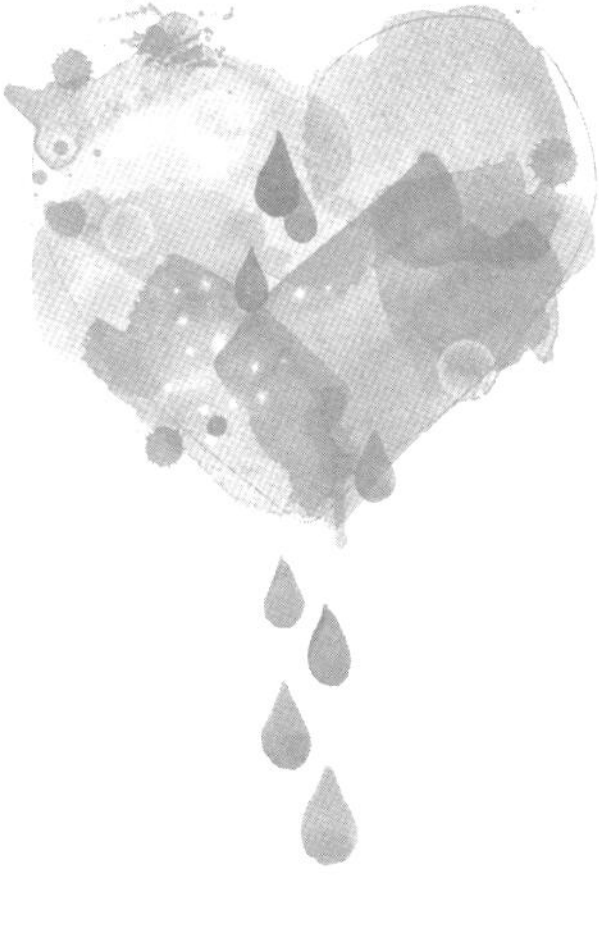

前回に引き続き今回は肝癌と膵癌に関して、この30年余りでこんなに変わった外科診療を紹介する。

消化器内視鏡の開発により消化管に対する外科手術が大きく変わったのと同様に、肝臓や膵臓といった実質臓器に対する手術は、ＣＴや超音波検査機器の開発により大きく変貌を遂げた。私が初期研修と大学院生活を終えた１９８０年代後半には術中超音波検査が実用化され、過不足なく肝臓を切除するための機器が整った。とはいえ、当時はまだまだ肝切除術の黎明期であり、手術は大量出血との戦いであった。当時の肝切除術では、手術前に患者の家族、親戚を集め、院内でいわゆる「生血」を献血してもらい、集めた生血を手術中に患者に輸血して何とか止血能、凝固能を維持するというのが通例で、術前の採血作業は研修医が流れ作業のように行っていた。生血の採血の際に血液型は確認していたものの、そもそもC型肝炎が発見されたのが1989年であり、感染症のチェックは緩く、現在の医療からすれば驚くほど原始的な有様であった。しかも当時は、そのような生血輸血を行っても肝切除術後の肝不全死がしばしば起こっていたのも事実であった。余談になるが、最近になって「若い生血を輸血すると若返ることが判明した」という論文がハーバード大学やスタンフォード大学から相次いで報告され(Katsimpardi, L. et al., Science, 2014: Sinha, M. et al., Science, 2014: Villeda, S. A. et al., Nat Med, 2014)、いまさらながらに生血輸血にはそのような効能もあったのかと妙に納得させせられた。ちなみにドラキュラ伯爵は若い女性の生血を飲んで若さを保つという伝説もあるが、輸血するのと飲むのでは全く効果が異なることは言うまでもない。さて、大量出血との戦いのような肝切除術の時代の後には、CUSA（超音波振動により組織を破砕させせながら肝組織を切離できる手術機器）やウォーター・ジェットメスなどの肝切離装置の開発、バイポーラーソフト凝固装置の普及、さらには肝切除術に不向きな症例に対してTACE（肝動脈化学塞栓療法）やRFA（経皮的ラジオ波焼灼術）等の治療が実用化され、現在の肝切除術の安全性は飛躍的に向上した。今では消化管の癌手術では広く普及している腹腔鏡下手術が肝葉切除術でも行われるようになり、つい先ごろ保険収載された。ちなみに腹腔鏡下肝切除術はReichらによって1991年に発表されているが、消化管の腹腔鏡下手術とは異なり、その普及には相当の時間を要したことが分かる。手術後に病棟に帰室した患者さんのドレーンから大量の血液が流れ出し、輸血速度が間に合わないため、肝臓グループの牽引者であった竹中賢治先輩（現 福岡市立病院機構理事長）

と松股 孝（現 おかがき病院）の指示のもと、そこらにいた研修医全員で慌てて手押しの輸血をしていた30年ほど前とは隔世の感がある。ただし血液型のチェックから輸血に至るまでの時間は圧倒的に昔の研修医の方が短く、慣れていたと感じる。

ついでながら、20〜30年前の肝切除の術前には、レントゲンフィルムに焼いたCT画像（これも今では滅多に見ることがないが）をシャウカステンに貼り、そこに紙をあてがって切除予定肝と残存予定肝を透かして写し取り、それをハサミで切り抜いて紙の重さを精密天秤で量ることにより残肝率を計算したものであった。このような緻密なことを発案するのは、いつも兼松隆之先生（前 長崎大学教授）であったが、当然ながらその作業は研修医の仕事であった。兼松先生はしばしば独自のアイディアをAnn Surgなど超一流誌に発表され、私を含め研修医は「世界の兼松」と呼んで憧れていた。近年では、術前MDCT画像とコンピューターソフトを使えば精緻な肝内脈管像が立体的に描画可能で、切離予定ラインを指定すれば瞬時に切除肝容量と残肝容量が計算され、肝切離面にどの脈管が走行するのかがあらかじめ確認できるようになっている。このようないわゆるシミュレーション手術は今ではある程度のhigh volume centerでは必須となっており、今後はプロジェクションマッピングの技術を用いて術野に術前画像を投影し、実質臓器内の見えない脈管を可視化して安全に手術を行うナビゲーション手術が普及するものと思われる。さらに3Dプリンター技術を用いて各患者の肝臓とその内部構造を作成し、術前に模擬手術を行ったり、若手外科医が手術トレーニングをしたりする時代が訪れるであろう。

膵臓に対する外科手術、特に膵頭十二指腸切除術は1935年にWhippleが成功例を報告したが、現在でもWhipple法という名称が使われていることが示す通り、外科手術としては現在でも原則的に術式に変わりは無く、依然として患者への侵襲度が高く周術期合併症率も決して低くない術式である。それ故に、より良い術式を目指して様々な工夫がなされてきた。膵切除術で残す膵臓は小腸に吻合するのが良いのか、それとも胃に吻合すべきか、また腸管の再建では小腸は大腸より前（腹側）が良いのか、後ろ（背側）が良いのかなど、多数の臨床試験が組まれ、現在の膵頭十二指腸切除術には外科医のこだわりと執念が詰まっている。一方、膵頭十二指腸切除術の対象疾患である膵癌は、今でも最難治癌の代表格であるため、膵頭十二指腸切除術に加えて周辺臓器をも合併切除する拡大手術を行って膵癌を克服しようとする試みも盛んに行われた。しかし結局は、外科治療だけではどれだけ拡大手術をしても膵癌は克服できないことを気づかされることとなった。そのような中で、ゲムシタビンをはじめとした抗癌剤が次々に開発され、放射線治療も含めた各種の治療を併用することこそが予後改善に重要であることが認識されてきている。すなわち手術はやや控えめであっても、術前や術後に積極的に集学的治療を行うという治療方針にシフトしてきていると言えるが、そのような流れは既に乳癌などでは常識的となっている。このような流れに加えて重粒子線治療にも期待が寄せられており、近い将来にはこれらの新規治療法が外科手術のあり方をも変える時代が来るのかもしれない。

他方で膵癌ほど早期診断の確立が望まれている癌もない。他の癌と比較しても格段に予後が悪く、現時点では長期生存のためには早い段階で診断して早く手術をすることしか、有効な手段がない。そこで、私たちは科学研究費（基盤S）を頂いて、超早期の膵癌がどのような特徴を持つか、どうすれば超早期膵癌を検出できるかを調べるために、全国のハイボリュームセンターの協力の元、症例収集にあたっている。ところが小さいと思ってもすでに周囲のリンパ節に転移している症例が多く、思いのほか真の早期癌（病期Ⅰ）は少ない。最近、リキッドバイオプシーという言葉をしばしば耳にする。これは血液や尿などからそれに含まれる癌細胞や癌に特異性の高いＤＮＡ、ＲＮＡ、エクソソーム、メタボロームなどを検出することで、診断や治療経過に役立てようというものである。ノーベル賞受賞者の田中耕一さんが、「血液一滴でがん診断が行えるようにしたい」と言われたのも、まさしく質量分析器を利用したリキッドバイオプシーの実用化を目指してのことであろう。膵癌に特徴的なマーカーを是非早く見つけて、リキッドバイオプシーで早期癌を診断できるようにしたい。

前回も記載したが、(30数年後の)これからの外科は臓器再生技術を用いた置換手術がメインになる可能性がある。肝臓や膵臓といった臓器は、これまで切除することだけが外科医の役目であったが、これからは臓器を再生して移植するという役割をも担う可能性がある。これまでも肝臓移植、膵臓移植は外科医の仕事であったが、近い将来にはiPS細胞から作成した肝臓や膵臓を移植するという作業を外科医が担う時代が来るのかもしれない。そこには再生医療の基礎研究者の協力が不可欠であるが、外科という職種には夢が溢れている。科学の進歩が外科医の仕事を変えてゆくという現象が、まだまだこれからも続く予感がある。これまでの37年間の推移を考えると、これからの37年間で外科学がどのように進化していくのか、楽しみである。やはり100歳まで生きて見届けねばなるまい。

4.

過ぎたるは猶及ばざるが如し

癌の拡大リンパ節郭清の功罪について

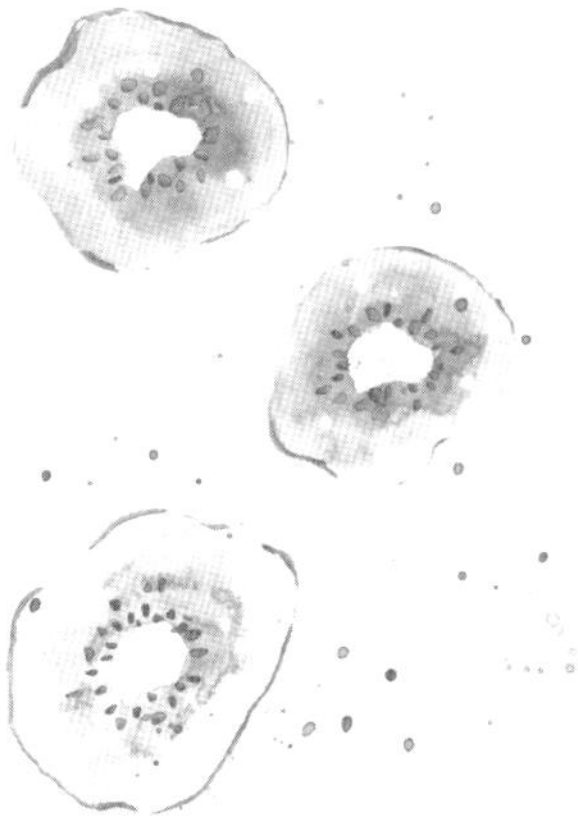

今年1月の「所さんの目がテン！」というテレビ番組で、固い輸入すき焼き肉を柔らかくして食する方法が放送された。すき焼き肉の両面を薄く切ったキウイで挟み込むと柔らかくなるらしい。肉をキウイに挟み込むと肉質が柔らかくなるのは、キウイにタンパク質分解酵素のアクチニジンが含まれているためだそうだ。キウイの輪切りで挟む時間は1時間程度で、欲張ってキウイをすりおろしたりす

るとすき焼き肉は溶けてしまう。そうなると食することができない。過ぎたるは猶及ばざるが如しである。

その番組を観ている際に、癌治療におけるリンパ節郭清のことをふと考えた。最近ではリンパ節郭清も過ぎたるは猶及ばざるが如しと言われることがあるからであろうか。局所切除としてある程度までのリンパ節郭清は良いが、程度を越えると逆効果になるとの報告がいくつかの癌で報告されているが、どの癌でもそうであろうか？　そこで今回は主だった臓器の癌について、特に拡大リンパ節郭清の功罪に注目しつつ現時点でのリンパ節郭清について考えてみた。

まず膵癌であるが、これは最も予後不良の癌として知られる。膵癌と診断された場合、7~8割の方は手術適応外であり、たとえ手術できた場合でも早期に再発をきたすことが多い。そのため5年生存率はステージⅠで41%、Ⅱで18%、Ⅲで6%、Ⅳで2%弱と極めて不良である。この予後不良癌の治療成績を上げるために、外科医は果敢に挑戦を続けてきた。主病巣に加え、転移しそうな範囲にあるリンパ節を根こそぎ切除するような拡大手術をすれば、再発が少なくなり予後は良くなるのではないか、との考えに基づくトライである。しかし膵癌に対するリンパ節郭清の意義を検討したこれまでの欧米やアジアの5つのランダム化比較試験（RCT）では、リンパ節郭清の意義は否定されてしまった。それどころか、拡大郭清をすれば術後合併症が増えてかえって良くないとの結果となったRCTもあった。すなわち膵癌ではリンパ節郭清は過ぎたるは猶及ばざるが如しである。定型的な膵癌の切除術では、膵周囲のリンパ節は膵切除と同時に自然に取れるので、この「自然に取れるリンパ節のみを取る」という手術を「標準郭清」と定義して、拡大手術との比較を行った結果、やはり「標準郭清」で十分という結果となった（Jang, J. Y. et al.: Ann Surg, 2014）。すなわち、膵癌では「リンパ節郭清を頑張る必要はなく、普通に膵切除術を行う際に自然に取れてくるリンパ節を取れば良い」ということになる。あるいは残念ながら、膵癌の生存率の実情を考えれば、「リンパ節郭清を頑張っても予後が改善するほど容易な敵ではない」と言う方が正確かもしれない。

次に日本が世界をリードしてきた胃癌であるが、標準郭清は予後向上に寄与するが、拡大郭清は膵癌と同様、意義がないという解釈で良さそうだ。日本では従来、原発巣、その周囲のリンパ節、少し離れたリンパ節を郭清する2群郭清（D2）が標準的に行われてきた。しかし1990年代にオランダと英国で、D2と、より縮小手術であるD1（胃の栄養血管周囲リンパ節のみ）を比べた2つのRCTが行われ、D2は長期予後を改善させないという結果が発表された。それどころかD2はD1に比べて有意に術後合併症を増加させるというおまけつきであった。しかし、これらのRCTはいずれも異常に高い術後在院死亡率（オランダD2／10%、英国D2／13%）が問題視されたこともあり、その後に台湾で同様のRCTが行われた。それでは術後在院死亡例がなく、長期予後もD2が有意に優れていたことから（Wu, C. W. et al.：Lancet Oncol, 2006）、現在では日本を含め東アジアではD2が標準となっている。また、先述のオランダのRCTにおいても、15年の長期追跡後の解析では、D2で有意に局所再発と原病死が少ないことが明らかになり、安全にD2ができるのであればD2をすべきという結論になった（Songun, I. et al.：Lancet Oncol, 2010）。このため現在では欧米のガイドラインでもD2が推奨されるようになった。他方、標準を越えるリンパ節郭清についてはnegativeな結果が示されている。例えば国立がんセンター（当時）の笹子先生が主導したD2とD3（D2＋大動脈周囲郭清）のRCT、同じく笹子先生主導の食道胃接合部癌に対する左開胸による下縦隔徹底郭清のRCT、国立がんセンター（当時）の佐野先生主導の脾摘による脾門部郭清のRCT、大阪大学の土岐先生主導の網嚢切除のRCTは、いずれもnegativeな結果となり、胃癌の拡大郭清の意義は否定されている。

乳癌では、リンパ節の範囲はレベルⅠ～Ⅲに分けられ、レベルⅠまで転移があればレベルⅡまで、レベルⅡまで転移があればレベルⅢまで郭清するのが標準治療となっている。それ以上のたとえば胸骨に沿うリンパ節などは郭清しなくなって久しい。すなわち、早い時代から拡大リンパ節転移に疑問を呈してきた癌ということになる。その意味では先駆的である。ただし、これまでにさまざまな工夫がされてきたことも事実である。１９９０年代には、臨床的にリンパ節転移がない場合でも腋窩リンパ節郭清を行っていた。２０００年代になると、癌細胞が最初にたどりつくリンパ節という意味のセンチネルリンパ節という考え方が普及し、生検でこのセンチネルリンパ節に転移がない場合は腋窩郭清を省略し、転移がある場合のみ郭清を行うようになった。さらに２０１０年になるとセンチネルリンパ節の転移が微小なら郭清を省略し、マクロの転移が1～2個に認められる場合でも放射線治療を加えて郭清を省略するようになった（Galimberti, V. et al.: Lancet Oncol. 2013）。２０１７年の時点では、臨床的にリンパ節転移がある場合でも術前化学療法で消失し、センチネルリンパ節生検で転移が陰性であれば郭清を省略する、転移があれば郭清を行うという考え方に変わってきた（Giuliano, A. E. et al.: JAMA, 2017)。すなわち、乳癌では比較的早期の癌の場合は、できる限りリンパ節郭清を行わないような流れになっており、過ぎたることはしないようになってきている。

肺癌では、リンパ節郭清をどの程度まで行うかの議論や試験が行われている段階で、現在のところは拡大リンパ節郭清の意義の検討は十分でない。肺癌のリンパ節郭清は、リンパ節を周囲脂肪組織とともに一塊として摘出する系統的リンパ節郭清、原発部位により郭清範囲を省略する選択的リンパ節郭清、任意のリンパ節のみ摘出するサンプリングの3つに分類できる。このうち選択的リンパ節郭清とは、主病巣の場所とリンパ節ごとの転移頻度の詳細な観察に基づいて日本から提唱されたものだ。これまでは、系統的リンパ節郭清を行った方が予後改善の可能性があるという報告が多いため、これが標準治療とみなされている。また、適切な範囲内であれば、採取したリンパ節個数で生存率に差があるという論文があり（David, E. A. et al.: Ann Thoracic Surg, 2017）、適度の郭清は予後向上に寄与するのかもしれない。現在、日本臨床腫瘍研究グループ（ＪＣＯＧ）では、系統的リンパ節郭清と選択的リンパ節郭清を比較するＲＣＴを行っており、日本から提唱された選択的リンパ節郭清の可否が明らかになる日は近いと期待される。つまり肺癌ではリンパ節郭清は過ぎたるは猶及ばざるが如しかどうか、まだはっきりしていないといったところだ。

以上をまとめると、多くの癌では過度（拡大）のリンパ節郭清は癌の根治という意味では価値に乏しく、それどころか合併症を増やす危険性もあると言えそうだ。リンパ節郭清に伴う合併症として、たとえば乳癌では上肢のリンパ浮腫が、直腸癌では性機能不全や排尿機能不全が知られている。このような場合、ＱＯＬの低下は著しい。合併症が多くなり予後にも寄与しないとなると、拡大リンパ節郭清は過ぎたるは猶及ばざるが如しと認識せざるを得ない。外科医が何とか癌を根治できないか、一生懸命に拡大郭清をしたことが報われない結果となったが、そのような努力があったからこそ真実が明らかになったのであり、これまでの外科医の努力と、患者さんの協力にあらためて敬意を表する次第である。

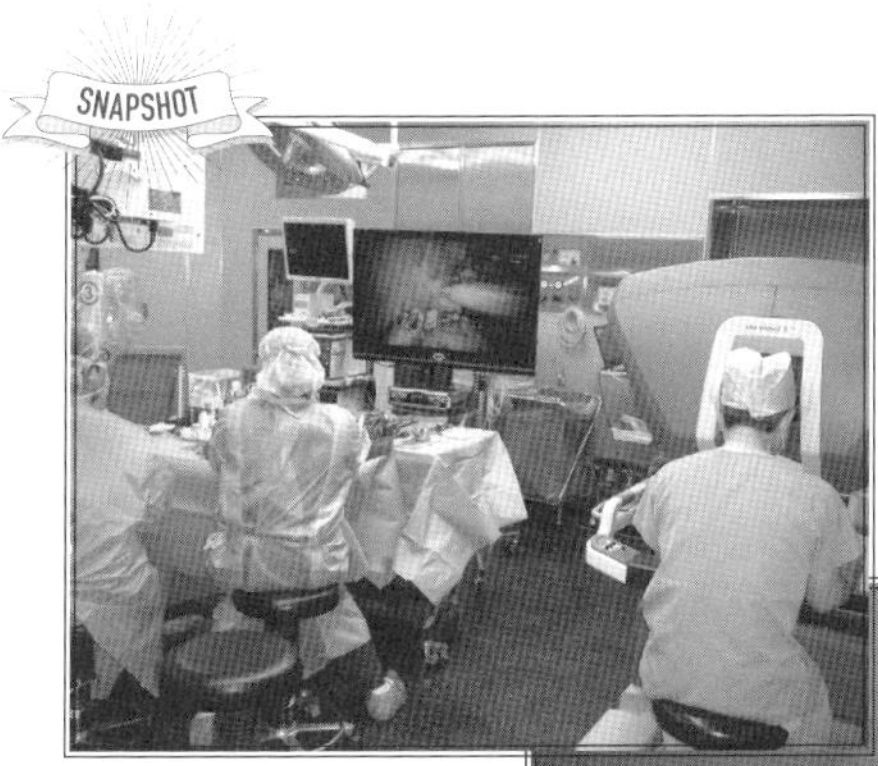

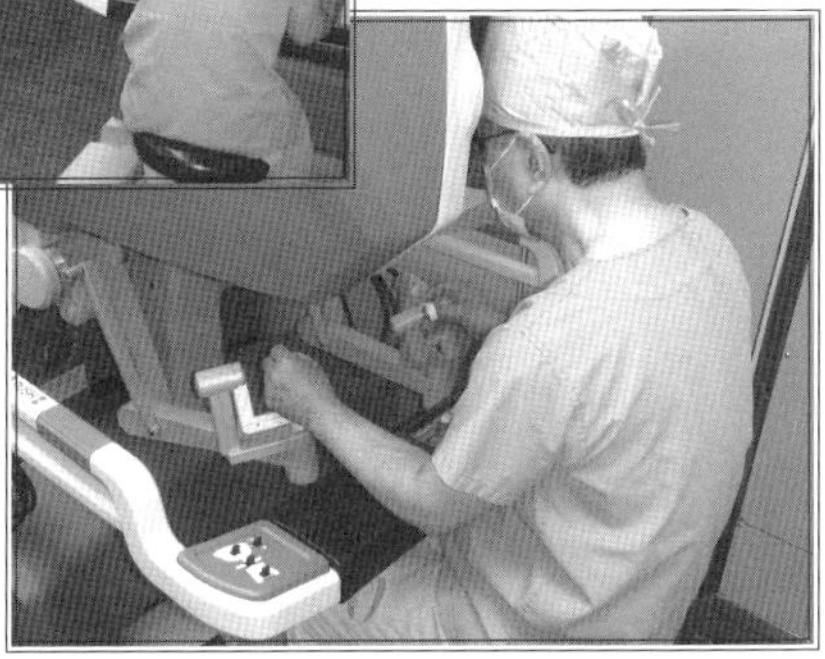

ロボット手術も
積極的に導入

5.

良い教育環境が人を育てる

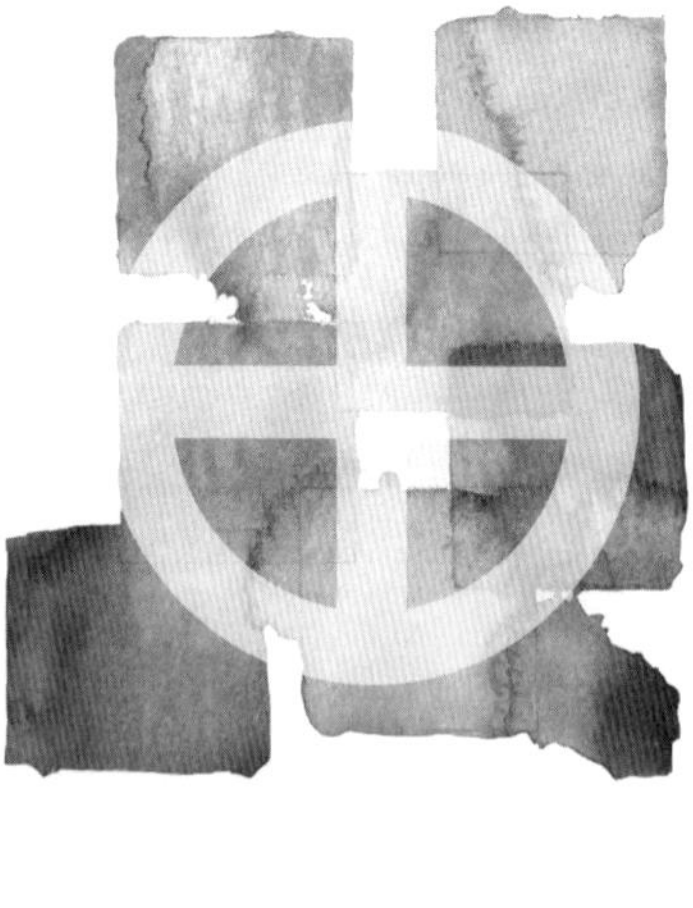

昨年8月にスイスの学会に参加した折に、オーストリアのザルツブルグの病院に招いていただき、初めて当地を訪れた。ザルツブルグはモーツアルト（1756～1791）が生まれ育った音楽の聖地で、映画「サウンド・オブ・ミュージック」の舞台としても有名である。モーツアルトは17歳までをゲトライガッセの生家で暮らし、その後25歳まではザルツッハ川を挟んで反対側にあるマカルト広場に面

した住居で暮らしている。両地は徒歩で10分もかからない距離にある。マカルト広場の住居を訪れた際、すぐ近くにドップラー効果で有名なクリスチャン・ドップラー（1803〜1853）の生家があること、また、道を挟んで反対側に20世紀の音楽界の巨匠ヘルベルト・フォン・カラヤン（1908〜1989）の生家があることが分かり、いたく感激した。こんなに狭い範囲から、なぜ偉人が3名も出たのであろうか。音楽や科学に秀でた人を輩出するのに、地域の伝統や環境が重要ということであろうか、あるいは単なる偶然であろうか。そのような感慨に浸っている時、司馬遼太郎が「明治維新から日露戦争までを一つの町内でやった」と評する奇跡の町のことを思い出した。その町とは現在の鹿児島市の加治屋町のことで、鹿児島中央駅から歩いて10分ほどのところにある。この町から「維新の三傑」の西郷隆盛と大久保利通、日露戦争で活躍した東郷平八郎と大山巌、総理大臣となった山本権兵衛など、幕末から明治にかけて活躍した偉人が多数輩出している。まさに奇跡の町である。ではなぜ、この狭い地域から、これだけの偉人が輩出したのであろうか？　それはおそらくは郷中《ごじゅう》教育と呼ばれる薩摩独特の教育制度によると考える。

郷中とは区割りを単位とする自治組織で、現在の町内会単位の自治組織のようなものだ。郷中は勉学・武芸・山坂達者（体育・スポーツ）などを通じて、先輩が後輩を指導するもので、強い団結力と武士道精神を育むのに適した組織であった。年齢によって小稚児《こちご》（6〜10歳）、長稚児《おせちご》（11〜15歳）、二才《にせ》（15〜25歳）、長老《おせんし》（妻帯した先輩）の4つのグループに編成されて、二才《にせ》の若者が、小稚児・長稚児の少年達の教育をしながら、自分たちも厳しい修行を積んでいた。すなわち、薩摩の武士の子どもたちは、郷中制度の中で一日のほとんどを町内の同じ年頃や少し年上の人たちと一緒に過ごしながら、心身を鍛え、躾・武芸を身につけ、勉学に勤しんでいた。年長者は年少者を指導すること、年少者は年長者を尊敬すること、うそをつかないこと、弱い者をいじめないことなどを、大切なこととして教えた。郷中教育は、特別の教師がいない分、同輩の横の繋がりと先輩・後輩の縦の繋ががりの中でお互いが教育しあう仕組みになっており、それが道徳心や自立心を高めることに繋がったのであろう。このような教育環境の中で育つと、いやが上にも自ら考え行動し、協調・協働できる力が付く。その結果、狭い加治屋町から偉人が続出したのであろう。折しも2018年のNHKの大河ドラマは「西郷どん」である。毎回楽しみに観ている。奄美の人々は、遠島で奄美、徳之島、沖永良部島に流された西郷隆盛については、格別の尊敬の念を抱いている。それは彼が島民の子供たちの教育に情熱を傾けたこと、島民の立場で役人とやりあったことなどが広く知られているからである。西郷どんが島の子供たちの教育に熱心だったのは、彼自身が郷中教育を通して子供たちに教えることの重要性を認識していたことと無縁ではあるまい。

さて、教育環境が大切なのは、医学でも同様である。海外留学を経験した人を観察すれば、それが良く理解できる。日本から海外留学した人の中には、能力的に差がなさそうに見える場合でも、Cell、Nature、Scienceなどのトップジャーナルに研究成果が掲載される人もいれば、対極では夢破れて論文発表なしで帰国する人もいる。この違いには個人の能力・努力の差以上に研究室の教育環境が影響している可能性がありそうだ。トップジャーナルにコンスタントに発表している研究室に留学できた場合は、日本で医学部を卒業できるレベルの人であれば（すなわち、がんばりが利く人であれば）、大概結果を残せるように感じる。反対に優秀な人であっても、研究室のレベルが高くないと、結果を残すことは容易ではない。１９９０年代から２０００年代にかけてのJohns Hopkins大学のVogelstein博士とKinzler博士の研究室や、２０１０年代のオランダのClevers博士の研究室は世界のトップレベルにあり、毎年数編ずつトップジャーナルに掲載されている。そのような高いレベルの業績を挙げる研究室には研究資金と優秀な人材が集まり、さらに結果が出せるようになり、好循環が生まれる。Vogelstein博士の話では、彼の研究室には毎年３００名の応募者がおり、その中から3名程度が採用されるとのことであった。ただ、優秀な人材を使いこなして結果を出し続けるには、リーダーの卓越した先見性とアイディア、そして具体的道筋の提示が最も重要であることは疑う余地がない。

他方、われわれ外科の場合は、外科医として手術の腕を磨く実践教育が重要であるが、外科教育の良い環境とは何であろうか？　ここに一つのヒントがある。胃癌の外科治療は日本が世界をリードしてきたが、欧米の外科医の中には世界の胃外科のリーダーは韓国という人が出てきた。これは欧米の学会に参加した際に耳にしたことである。なぜ、そのように理解されているのであろうか？　先般、ソウル大学のYang教授を訪ねた際に、その理由が分かったような気がした。Yang教授は胃癌手術についての発表を国内外で積極的に行っている。彼の教室にはスペイン、ルーマニア、中国、アメリカなどから手術見学や短期留学に来ている外科医が7名もいた。韓国では多くの外科手術が限られたハイボリュームセンターで行われている。ソウル大学病院もこの内の一つで、胃癌手術は年間600～

700例ということであった。これは大阪大学病院の約4倍の手術数である。手術症例が多いので集中的に修練ができる。また、手術数が多いのに加え、治療成績や研究成果を英語で発表し続けていること、英語でのコミュニケーションに全く問題がないことが、海外からも多くの若い外科医を呼び込むことに繋がっている。ソウル大学で手術を見学し、学んで帰国した人は、胃癌の先進国は韓国という認識になるのは当然のような気がした。

一方、日本は高いレベルの手術を行う施設が多いが、その分、症例が分散しており、韓国の病院に匹敵できる症例数を有するのは、国立がん研究センターやがん研有明病院などに限られる。また、英語での発表やコミュニケーションについては、まだまだ発展の余地を残しているように思う。外科医にとって良い教育環境とは、手術症例数が豊富であることに加え、世界を牽引できるようになるために必要な実践英語の充実ではないだろうか。その点を鑑みると私どもは良い教育環境を提供しているとは言えない。これを改善するには手術施設の集約化と、日頃より英会話に慣れ親しむ環境づくりが必要である。後者は努力次第で何とかなりそうであるが、前者は国民の理解が必要である。手術施設の集約化を行うことは、どこに居ても最高レベルの手術が受けられるという日本の利点を捨てなくてはならない。地域によっては遠くの病院まで行かざるを得なくなり、経済的にも精神的にもきつくなる。家族負担も増える。悩ましい問題である。われわれ外科医は、後輩のために自らがこのような問題について考える一方で、マスコミにはこのような事についてこそ問題提起をしてもらい、国民の声を聞いてもらいたいと願う。

どの分野でも教育が人を育てるという認識は共有できるであろう。われわれ外科医も他分野に遅れないように、行政や国民の協力と理解を得ながら世界に冠たる外科医の教育制度を構築できるように努力する必要がある。

6.

外国人との会話に困った時に……

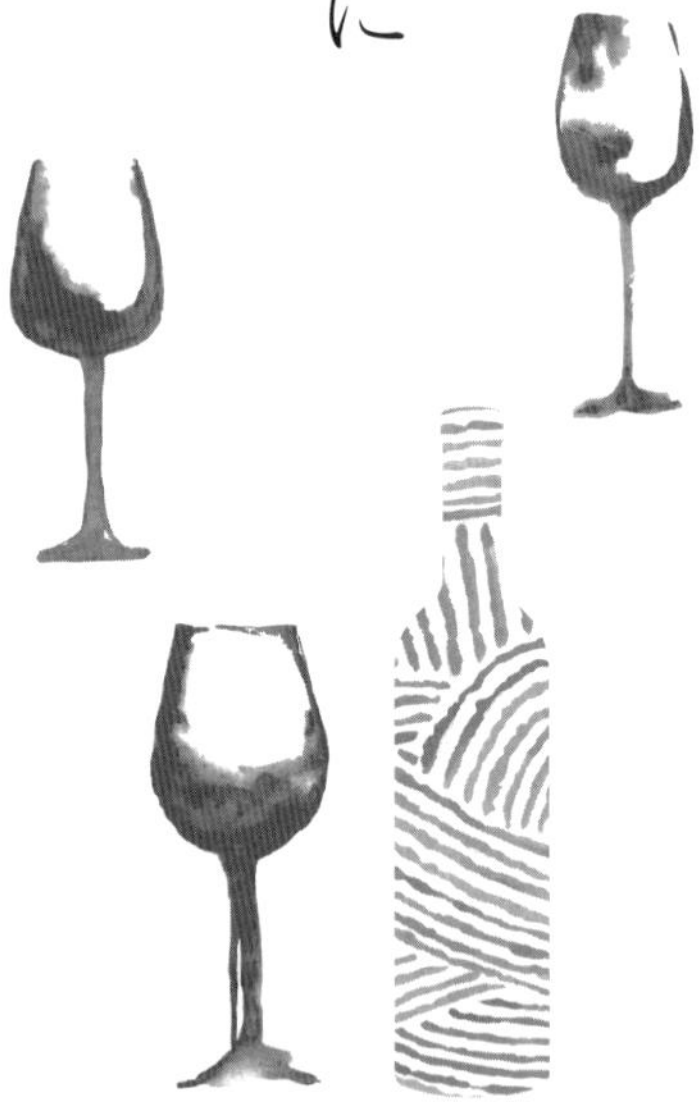

外国の学会に参加し、着席形式の食事会に招かれることがある。その際に隣の方（外国人）とどんな話をすれば良いか困ることがないだろうか。私の場合は、出席者の多くは外科や癌などの専門領域を同じくする方々なので、たとえば隣に欧米の外科医が座った場合は、日本の胃癌手術について話が盛り上がることがある。台湾やシンガポールの外科医であれば肝臓癌の外科治療の話題を出せば、かなり

の時間をやり過ごせる。私は大腸癌治療を専門としているので、大腸癌の専門家が座った場合は、欧米と日本で考え方が大きく異なる直腸癌の側方リンパ節郭清について、熱く討論することもある。全身麻酔も良く話題に出す。全身麻酔はWilliam Mortonが1846年にマサチューセッツ総合病院で頸部腫瘍の患者に対してエーテル麻酔をしたのが最初とされている（この場所はエーテルドームと呼ばれ、現在も使用されており、そこに置かれた棚にはMortonが使用した麻酔用マスクが展示されている）。しかし、日本では1804年に華岡青洲が通仙散を用いて行った乳癌の手術が初出とされており、この話をすると麻酔に興味のある方は身を乗り出して聞いてくれる。また、癌関係の学会では日本の著名な方の話をすると、話に勢いが付く。最近ではiPS細胞の山中伸弥先生やPD－1分子の本庶佑先生、制御性T細胞の坂口志文先生の話題提供をして盛り上がる場合もある。このように共通の専門領域の話題で相手を引き込むのが常道であろう。

他方、共通の専門領域がない場合、趣味の話で盛り上がることもある。たとえば先般、ドイツのハンブルグでの学会の際には、1970年代にサッカーの西ドイツ代表として活躍したフランツ・ベッケンバウアーやゲルト・ミュラーの話題を出した途端、肩を抱かれ、乾杯の嵐に巻き込まれた。ヨーロッパではサッカーの話題を出すと俄然盛り上がる。しかし、米国ではサッカーでは盛り上がらない。バスケットボールかアメリカンフットボール、さらには野球であれば間違いない。たとえばシカゴであれば、シカゴブルスのマイケル・ジョーダンやスコッティ・ピッペンの話題を出すと、その時代に郷愁の強い私と同年代の方は、肩を抱いて乾杯を促してくる。ボストンでは野球のレッドソックス、バスケットボールのセルティックスの話題を出せば間違いない。特にバスケットボールで1980年代に大活躍したラリー・バードの話題を出すと、熱狂的なボストニアンは、ほぼ間違いなくサミュエル・アダムスを奢ってくれる。ニューイングランド・ペイトリオッツというアメリカンフットボールチームも愛されているが、話題が私の留学した1990年ごろの話になると、急にため息をつく。その時代は最下位が続きチームの身売り話まで出ていたからだ。しかし、その後に復活した話題になると、口角泡を飛ばす。酔いも手伝って極めて単純な思考になるようだ。

以上は隣に男性が座った場合の話である。しかし、食事会の際に席順がきちんと決められているのは日本だけで、外国では来た者順に適当に座る場合が多いため、運悪く(?)、隣に女性が座ると何を話題にしようか困る。そのような場合のために、少し参考になることを紹介したい。15年ほど前、アメリカ西海岸のサンジエゴであった学会の会長招宴(プレジデンシャル・ディナー)の時のことだ。私は一人で参加していたが、両隣に金髪のご婦人が座った。それぞれご主人と一緒だったが、ご婦人方は医学には素人の二人だった。「さて、困った。何を話そうか。」と思案していたところ、右隣の方が「日本から来たの? お名前は?」と聞いてくれた。その際に「Masaki Mori」と答えた後で、Moriは日本語ではforestのことだと説明した。そのついでに近くにあったペーパーナプキンに「木」、「林」、「森」と書いて見せて、「木」はtreeを意味し、「木」が二つの「林」はwoods、さらに

「木」が三つの「森」はforestだと説明すると、漢字の成り立ちに興味をそそられたためか、大いに受けた。その方が周囲の人に説明しはじめ、私の周りには結構な人だかりができた。私は調子に乗って思いつくままに漢字のクイズを出し始めた。「山」を書いて何かと問うたところ、一人の方が「mountain」と答えてくれて、私は思わず「Excellent!」と言ってしまった。そこで次に「峠」が何を表わすか聞いてみた。流石にこれには正解が出なかったが、「山道を登ってそこから下りになる場所」と説明すると、逆に「Excellent!」と言われ心地よい満足感に浸ることができた。そこからは怒涛の質疑応答が始まった。まずは「車」。「車」という字は馬車の象形文字らしいが、「何となくcarを上から見た形に見えるだろう?」と曖昧な説明をして納得してもらった。次に車を三つ書いて「轟」が何を意味するか聞いた。車を沢山持っている人、大きな車(トラック)のことという人が居て面白いと思ったが、「大きな音が鳴り響くこと、うるさい事」との説明に大いに納得してもらった(しかし、これからとても静かな電気自動車が増えてくると、今後は「轟」は意味を変えないといけないかもしれない。）。さて、次は「女」。これは手を前に重ねて、跪いている女の人の姿だそうだが、その説明は難しすぎるためパス。「何となく簡単に押しつぶされそうで女の弱々しさを表わしているのでは？」などと適当なことを言ってごまかした。続いて女偏がつく「娘」についての問い。「良」がgoodやexcellentの意味だと伝え、「女が良いとは？」と聞いたところ、美人、優しい、ふくよか、スタイルが良いなどの答えが出た。正解は結婚適齢期の未婚の女性の事と言ったところ、皆さん納得。「私も娘に戻りたいわ」などと言う方もいた。次は「姦」。答えとして、娘が三人いる家庭、女の子が組体操をしているところなど面白いものがあったが、女が三人集うとやかましくなるので、「会話が騒々しい」という意味だとの説明に皆さん納得。良くない意味で用いられることも多いが、説明できないため省略。このように理解しやすい漢字を書きながら、意味当てをすると、あっという間にたくさんの方々と仲良くなり、楽しい時間を過ごせることを発見した。日本には漢字の他に平仮名、カタカナがあり、これら三種類の文字を使い分けながら文章を書いていると言った時には、皆さん「unbelievable！」を連発。日本語に誇りが持てる瞬間である。困った時の漢字頼みは私の大きな力になっている。

外国人と話す際、漢字の他に自国の文化を紹介しあうのも良い。たとえば日本には3月3日のひな祭りがある。これは平安時代の子女の遊び事として始まったようで、江戸時代になり「人形遊び」と「節句の儀式」とが結びつき、全国に広まったようだ。雛を祭るのは一生の災厄をこの人形に身代りさせるという祭礼的意味合いが強い。「女の子のお祭りはあるのに、男の子のお祭りはないの？」というごく当然の質問が来ることもある。「端午の節句」、「5月5日の子供の日の制定」、「菖蒲」、「よもぎ」、「5月人形」、「鯉のぼり」などについても、相応の知識を身に着けておくと、この時節に外国人と接する機会がある場合は役立つ。外国人を日本で接待する際、京都の寺院観光は定番である。最近はタクシー運転手が英語で説明してくれることも多くなったが、それでも自分で説明できる方が良い。

「狛犬」「しめ縄」「鳥居」などはすぐに説明できるように準備しておく必要がある。「柏手で音を立てる理由」もしばしば聞かれるが、これは喜びや歓喜の気持ちを表すためとも、願い事をかなえてもらうために神様を呼び出すためとも言われ、また、邪気をはらう目的があるという説もあるようだ。外国人に日本の文化や歴史を短い時間に要領よく説明するには、それらに対する深い知識と理解があってこそできることであろう。外国人との交流は自分自身の日本発見にもつながる良い機会である。翻って、外科治療でも手術に向けての術前準備、手術手順の確認、術後管理の手配などを周到に行うことは、揺るぎのない基本であり、外国人への日本文化と歴史の説明のための準備に相通じるものがある。

7.

がんゲノム医療の黎明期

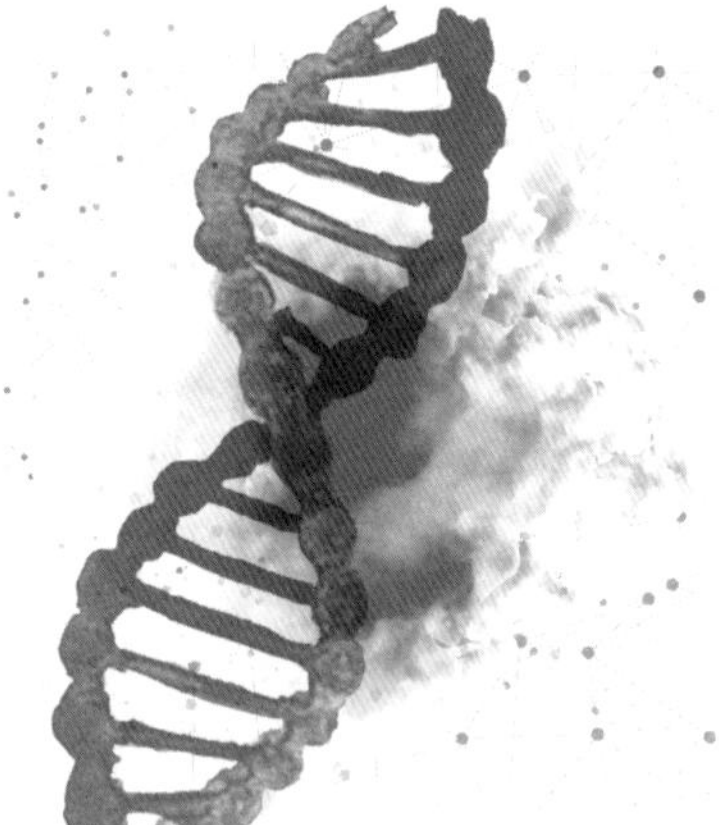

がん治療には主に手術、抗がん剤治療、放射線治療、免疫治療の4つの治療法が用いられている。病気の進行がある程度進んでいる患者さんの場合、抗がん剤を使用する頻度は高い。抗がん剤の多くは細胞分裂の際にDNAの複製や転写を阻害することで抗腫瘍効果を現すが、これはがん細胞が正常細胞よりも細胞分裂速度が速いという性質を利用している。このような機序を有する代表的な抗がん

剤であるティーエスワン、カペシタビン、オキサリプラチンは、大腸がんや胃がんをはじめ、複数の臓器のがんに用いられている。これらはいずれも日本で開発された抗がん剤であるため誇らしく思うが、問題もある。それは抗がん剤を投与された患者さんのすべてに効果がみられるわけではないことと副作用があることである。これらの抗がん剤の効果を投与前に予測する検査法の開発が進められてはいるが、十分とは言えない。他方で、われわれの体の中には骨髄の血液細胞や消化管の粘膜上皮細胞のように、正常細胞であっても細胞分裂が早い細胞が存在するため、抗がん剤によりがん細胞だけでなくこれらの正常細胞も壊されてしまい、副作用が出現する。そのため、白血球が減少したり、下痢や嘔吐などの消化管障害が出たりする。

がん研究の進展により、がん細胞の性状がより深く理解されるようになった。それにつれて、これまでの抗がん剤とは作用機序が異なる分子標的薬と呼ばれる薬の開発が進んでいる。分子標的薬は、主に細胞分裂を直接狙ったこれまでの抗がん剤とは異なり、がん細胞で発現が亢進したり、活性が活発になっている遺伝子や蛋白質を狙った薬である。分子標的薬はがん細胞に特異性が高いので、正常細胞へのダメージが少なく、従来のがんの治療薬に比べると、患者さんの負担が少なくなると期待されている。たとえば乳がん細胞に多く発現している蛋白質としてＨＥＲ２が知られているが、これを標的とする分子標的薬のハーセプチンはＨＥＲ２に結合するモノクローナル抗体で、その作用を阻害する。ＨＥＲ２は正常細胞にもごくわずかながら存在し、細胞の増殖、分化などの調節に関与している。他方、がん細胞ではＨＥＲ２遺伝子の増幅や遺伝子変異により大変強く発現しており、細胞の増殖・分化の制御ができなくなっている。ＨＥＲ２はその後の研究で胃がん、肺がん、大腸がんなどの一部でも強く発現していることが明らかになり、ハーセプチンがこれらのがんでも効果を発揮するのではないかと期待されている。現にＨＥＲ２陽性の胃がんではハーセプチンの保険適用が認可されている。また、肺がんや大腸がんでは上皮細胞増殖因子受容体（EGFR）を標的とする分子標的薬もよく使用されている。EGFRは細胞膜上にあり、細胞外からの刺激をK-RASなどの蛋白を介して核に伝え、細胞増殖を促す役目を担っている。EGFRの働きを抑える薬（セツキシマブなど）はK-RASが正常の場合に効果を発揮するため、まずはK-RASに異常がないかどうかを調べ、異常がない場合に投与される。K-RASは大腸がん患者の約6割で正常なため、これらの患者さんにセツキシマブが投与され、残りの4割の患者には投与されない。このようにHER2やEGFR、K-RASなどの異常を遺伝子レベルで調べることで、効果が見込める患者にのみ分子標的薬を使用することが広まっており、これがゲノム医療の基本的な考え方の一面である。

ゲノムは大まかに言うと遺伝子情報の事なので、がんゲノム医療とはがん細胞の遺伝子情報を調べて、その情報をもとに、より効果的にがんの診断と治療を行おうというものである。そもそもがんゲノム医療は２０１５年にオバマ大統領が"Precision Medicine Initiative"を発表したことにより注目を浴びだした。そして息子を脳腫瘍で亡くしたバイデン副大統領が指揮を振るうことになった。彼らの思いは患者さんのためにということに加えて、医療費削減に利用するということにある。Precision Medicineは患者ごとにゲノムレベルで最適な治療法を分析・選択し、それを実施することであり、費用対効果で優位な医療行為になると考えられている。当時、厚労大臣であった塩崎議員はバイデン副大統領と面会しこの考えに強く影響された。日本でもすぐに実施したいとの思いを受けて、厚労省が動き始めた。そして早速、厚労省の第３期がん対策推進基本計画の中で、この医療を推進するために、がんゲノム医療中核拠点病院を設けることになったのである。

このがんゲノム医療には安全な実施と完全なる情報管理が必須であり、そのために中核となる拠点病院を選定する必要があった。今回、多くの応募施設の中から11施設が決定されたが、それらは国立がん研究センターの中央病院と東病院、北海道大、東北大、慶応義塾大、東京大、名古屋大、京都大、大阪大、岡山大、九州大の各大学病院である。選定された施設を見ると、地域性が考慮されていることが明白だ。さらには臨床研究中核病院とほぼ同じ顔触れと言うことにも気づく。臨床研究中核病院の認定には高いハードルが課せられているが、がんゲノム医療中核拠点にも大変高いハードルが課せられている。がんゲノム医療には、がん関連遺伝子パネル（重要な複数の遺伝子の変異、増幅や融合を同時に解析することができるアッセイキット）と次世代シーケンサー（遺伝情報を持つＤＮＡの塩基配列を、同時並行で大量に読み取る解析装置）、解析プログラムが必要である。検査結果の医学的解釈が可能な専門家集団を有していること、遺伝カウンセリングが可能なこと、情報を適切に登録できること、サンプルの保存が適切に行えること、臨床試験と治験が適切に行えることなど、数々のハードルがある。厚労省と11中核拠点病院はがんゲノム医療を一致団結して効率よくスタートさせるために、がんゲノム医療推進コンソーシアムを作った。コンソーシアムでは11の中核拠点病院からの質の高いゲノム情報に加え、臨床情報も一括に管理するがんゲノム情報管理センターを設置予定である。現在は、情報の統括、収集、管理などに関わるシステムを構築中であり、平成30年度末には完成予定である。さらにはゲノム医療用知識データベースを構築し、適切な情報を付与できるように模索中であり、必要に応じて企業やアカデミアと共同研究ができるように配慮している。

先進的に見えるがんゲノム医療であるが、課題が少なくない。その一つは遺伝子異常が見つかっても該当する薬が未だ存在しない場合が多いことである。がん細胞の遺伝子異常は調べれば調べるほど多くなる。がん細胞の遺伝子異常で多いものとして、細胞の外からの刺激を受け取り、それを細胞の中の核に伝える情報伝達経路の異常がある。通常は、この経路は複数あることが多い上に、各経路には複数の蛋白が関与する。そのため、これら一つ一つの蛋白を破壊する薬を用意するのが理想であるが、現実的には難しい。また、将来は保険収載を目指しているものの、現時点では患者さんの自己負担額が50万円から100万円ほど掛ることもネックである。しかしながら、まずはスタートし、それを継続していくことが大切なことは言うまでもない。今回のがんゲノム医療中核拠点病院では、治療のターゲット（標的）となる遺伝子異常がみつかった場合、患者さんのがんでその治療の保険適用があれば、通常の保険診療として行える。それ以外に、対象となる企業治験、医師主導試験や臨床試験などがあれば、それらの情報を患者さんに通知する。もしその試験に参加できれば、患者さんのがんにまだ保険適用が認められていない薬でも治療を受けることができる可能性がある。がんゲノム医療の提供体制の将来像としては、がんゲノム医療中核拠点病院に連携する形で、もう少し条件の緩い複数のがんゲノム医療連携病院を設け、患者にとって利便性が高くなるようにする予定である。本医療が本邦で着実に実施され、発展して行くことで、がんに関する遺伝子レベルでの新知見がさらに多く見つかると期待される。患者さんに役立てられるよう、当事者の一人としてがんばりたいと思う。

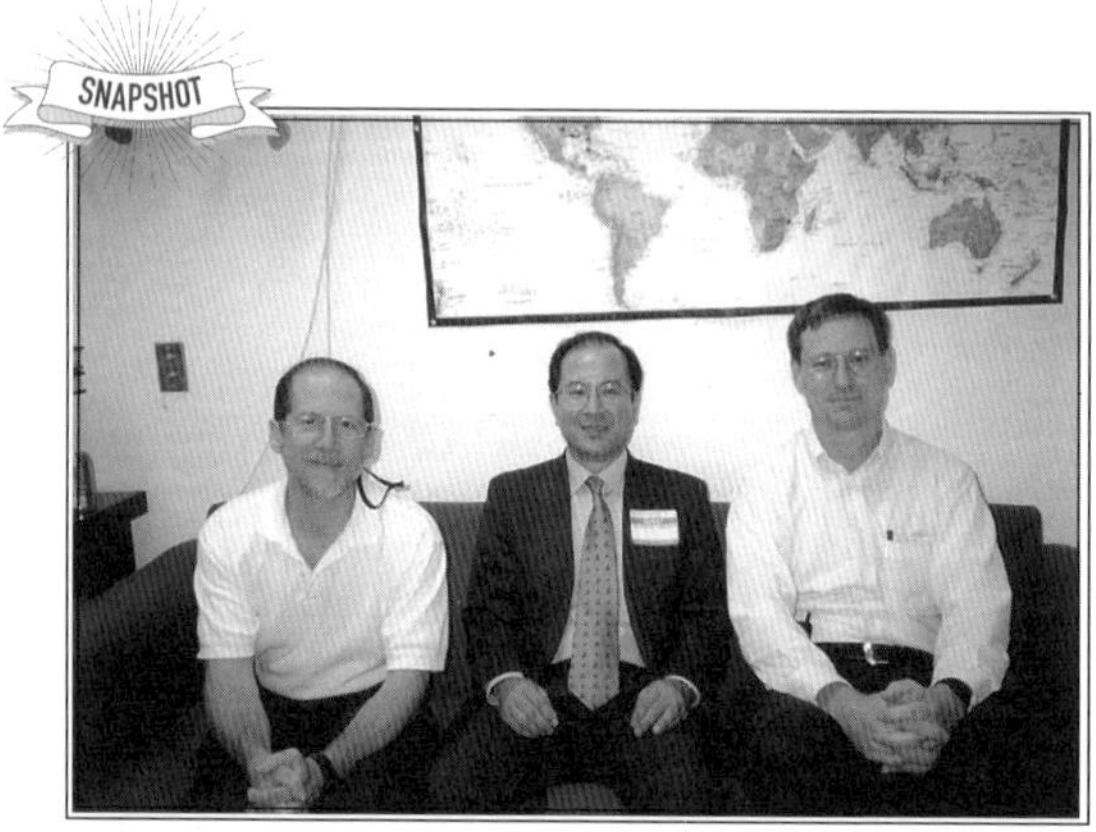

がん抑制遺伝子のVogelstein博士（左）とKinzler博士（右）

8. ドイツでも減少する外科医希望者

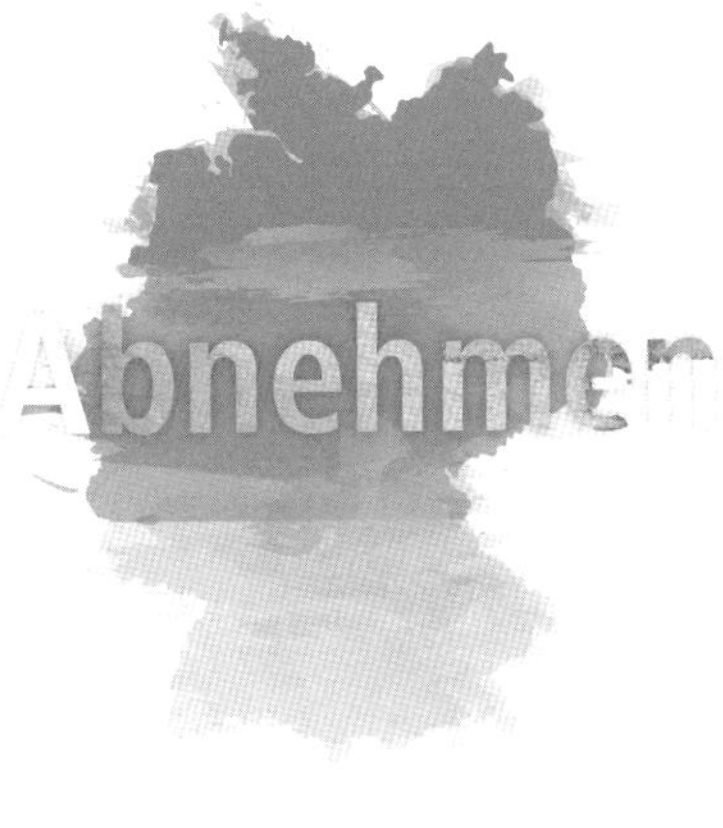

日本外科学会はアメリカ外科学会、イギリス外科学会、ドイツ外科学会などと交流を図っており、会長・理事長の交互訪問や、両国による合同シンポジウムなどが開催されている。私は日本外科学会理事長の立場で、2018年4月に開催されたドイツ外科学会に招待していただいた。そこでドイツの医療状況と外科医希望者が漸減していることを知ったため、今回は、特にドイツの医療現場の現状

を紹介しながら両国で外科医希望者が少なくなっている事について考えてみる。

ドイツでは社会的には医師は尊敬される職業の一つであり、医学部人気は日本と同様に非常に高いそうだ。内申点とセンター試験により合否が決まるため、内申点が高い傾向にある真面目な女子の合格率が高く、最近では入学者の7割に達しているとのことである。ドイツ医師会の2016年の統計では、現役の医師は378,600人で、そのうち開業医は119,600人である。日本と大きく異なる点は定年制、地域枠、労働時間のように思う。医師は開業医でも勤務医でも65歳定年で、その後は原則的には年金生活に入る。ただし、2031年からは67歳定年になるとのことである。また、ドイツでは開業医でも勤務医でも専門医の定員が約380の地域ごとに決まっており、専門医の数が定員の110%を超えると調整が入る。強制的ではあるが、この事は地域偏在解消に役立っている。さらに、労働時間については州による違いはあるものの、週42時間勤務が基本で、時間外労働を含めても最大週54時間以内と短い。以上の三点は診療科に関わらず同様に実施されている。

　ドイツでは勤務医の給料は基本的に給与表に従って決まる。それによるとアシスタント医は1年目約700万円、6年目約900万円である。専門医になると約940万円からスタートし、6年目には約1，100万円となる。指導医は約1，170万円からスタートし、最終的には約1，350万円となる。チーフを代行すべき医師（Leitender Oberarzt）は約1，380万円がスタートで、最終的には約1，560万円となる。なお、そのほかに、特別契約による手当てがつく場合があるが、外科医としてのインセンティブはない。勤務時間と給与はどの診療科でもほぼ一律となっており、この点は共産主義的である。ただし、主任教授や、大学ないしは雇用先に特別に認められた人は給与表外契約となり、雇用先と直接年俸交渉が可能になる。

以上のような医療状況下にあるドイツだが、外科医希望者減少は日本と同様に深刻なようだ。理由として、日本では長時間労働が顕著なことと激務に見合う対価が支払われていないことが、しばしば挙がる。しかし、ドイツでは上記のように労働時間と給与の問題は大きいとは思えない。それでは何故に外科医希望者が少ないのであろうか？ そこで先ず、両国の外科専門医取得までのコースについて調べてみた。

日本では新しく外科専門医プログラムが今年の4月からスタートした。医学部卒業後2年間の初期研修を経て、3年間の外科専門医プログラムに入る。外科専門医プログラムの2年目（医学部卒業後4年目）からは心臓血管外科、消化器外科、呼吸器外科、小児外科、乳腺外科のサブスペシャリティ部分（サブスペと呼ぶ）を同時進行で研修できる。それぞれ3年間の外科専門医終了後、1～2年でサブスペの専門医が取得できるようになる（見込みである）。すなわち医学部卒業後5年で外科専門医が取得でき、その1～2年後にサブスペの専門医が取得できる計算である。他方、ドイツでは2年間の外科common trunkと4年間のサブスペトレーニングの合計6年で、日本の外科専門医＋サブスペ専門医が取得できる構図である。Common trunkとは外科を選択した者がサブスペに関係なく共通にローテートする2年で、この間にER、ICU、中心静脈栄養の手技・管理、超音波、局所・伝達麻酔などを勉強する。大雑把に言うと日本の初期研修に相当する。このように見ると、日独で外科専門医取得までの道のりでは大きな差異は無いように感じる。

今回のドイツ外科学会の日独合同シンポジウムの中で、ドイツ・ホンブルグのBraun教授が外科医希望者減少について講演した。彼によると2020年までに開業外科医の55％、勤務外科医の32％が65歳となりリタイアーする。このため、2030年には外科専門医が23％不足する。外科医希望者の減少理由として、トレーニングの仕組みが悪いと考えるのが35％、一日平均3時間は書類書きをしていて秘書のような仕事が多いと考えるのが30％、採血など単純な作業が多いと考えるのが30％となっている。外科専門医取得に理解がある病院はわずか30％と低いこと、仕事の25％は医療関連会社のために費やされていると感じざるを得ないことなども重要な理由として挙げていた。これから読み取れることは、よりプロフェッショナルとしての外科医教育がなされていないと不満を感じる学生や若い医師が多いと思われることである。また、最近では学生の7割が女子学生となり、女子学生は外科を敬遠する傾向にあることから、必然的に外科医希望者が減っているとのことであった。

それでは外科医希望者を増やす対策としてはどのようなことがあるであろうか。Braun教授は医学部学生を外科へ勧誘するために、プロフェッショナルとしての外科医を育成するための素晴らしい教育を約束する、適切なオリエンテーションを行う、良い指導者を付ける（おい、お前などではなく）、きちんと個人名で呼ぶなどを挙げていた。この他に授業中に外科のキャンペーンをする、外科医が学生集会へ参加してアピールする、学会において学生セッションの設置をするなども重要と述べていた。他方、common trunkの若手（日本の初期研修医に相当）を自分の病院にリクルートする方法として、教育システムの整備、カリキュラムの整備、良い指導者の育成、事務作業を少なくし外科医本来の仕事の割合を増やす、家族の支援（デイケアーの充実など）、そして最も重要な事は素晴らしいロールモデルを提示することであると述べていた。いずれも日本でも当てはまることではあるが、前述のように日本では労働時間と給与への不満が多いのに対し、ドイツの学生や初期研修医の不満は、私から見ると大きなものではないように思う。

ところで何故女子学生は外科医になることを選択しないのか？　日本では勤務時間が長い、託児所など子育ての環境が整っていないなどが主な理由と考えられるが、ドイツでは勤務時間は週42時間、病院には託児所が整備されつつあることを考えると、これは必ずしも当てはまらない。私が最も重要と考えるのは、結婚や子育てによりキャリアが一旦停止すると復職が難しく、仮に復職しても外科医としての自信を取り戻すのが容易ではないと感じることと推察する。日本の医学生の約3〜4割が女子学生、ドイツのそれは約7割を考えると、女子学生の中から外科医を志す人が増えない限り、外科医希望者の減少が続くことは必定であるが、原因は多様であり、対策は容易ではない。復職の機会を与え、復職に際しての技術的・学術的なサポート体制を構築する必要がある。消化器外科領域では腹腔鏡下手術やロボット手術が格段に増えており、これらは女子学生が外科医を目指すのにむしろ有利であり、より広く啓蒙することも求められる。

さて、大阪大学でも女子学生の勧誘を行っている。大阪大学では、これまでは初期と後期の研修後の卒後6年目に大学に戻るパターンが多く、その多くは大学院に入学する。大学院時代は時間の使い方を自己管理できるので、女性外科医には、この大学院時代に結婚、出産するのを奨励しているが、上手く行く人と行かない人があり、やはり一筋縄ではいかない。しかし、徐々にではあるが、成果も見え始めてきており、私が教授に就任以来の10年で、17名の女性外科医が誕生し、そのうちの7名が結婚・出産を経験している。また、8名は外科専門医を無事に取得済みであり、彼女らが女子学生のロールモデルになると期待している。

最後に資料や情報を提供いただいた慈恵医大の大木隆生先生、旭川医大の紙谷寛之先生、ドイツ在住消化器外科医の榊暁夫先生に感謝申し上げる。

9. 日本発の医学英文誌を大切に！

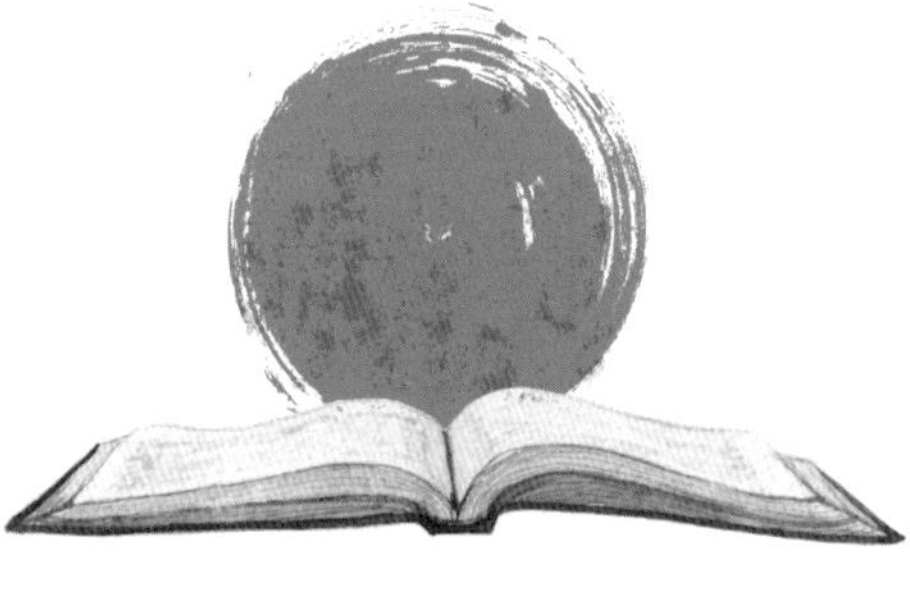

Ⅰ. 英文誌の意義

私が九州大学第二外科に入局した昭和55年ごろは、日本外科学会雑誌に博士論文を投稿し、掲載されることが夢であると先輩方が話しておられた。しかし、１９８４年に杉町圭蔵先生が教授に就任後は、英語で論文を書くことが義務となり、全国で最も早く論文の英語化が進んだ外科教室になった。当時は英文を書くのは相当に大変であった。まずは考えた内容を手書きし、形を整えながら自分で訂正を繰り返す。ある程度できると、それをタイプライターでA4用紙に打ち出し、指導の先輩に見ていただく。赤字で訂正が返ってくると、それをまたタイプライターで打つ。英文をタイプライターで打つ作業は本当に大変で、ページの最後あたりで誤植があると、また頭から打ち直しという苦しい経験をされた方も多いであろう。私もその一人である。無事に完成すると最後に教授に見ていただいて投稿となる。投稿すると約2週間で投稿先の雑誌社から受け取りの知らせが葉書で届く。その後は毎日毎日、郵便受けを見ながら、雑誌社からの返事を首を長くして待つ。当時は約2~3ヵ月待って、返事が届くことが多かった。一度でacceptになることはなく、良くてminor revise、悪ければ一発rejectである。査読者の指示に従って訂正し、revised versionを送る際は、普段はしたことのない神頼みをしたりする。論文完成まで時間と労力をかけた分、最近書いた論文よりも愛着が強いように思う。この35年余りで論文に対する和文と英文の地位もすっかかり変わり、今や研究業績は英文で書くことが普通となった。ワープロを使用するため、手書きがなくなり、文章の訂正など編集も自由自在である。1編にかける時間も労力も各段に軽減された。

英語で論文を発表し、海外から葉書で別冊の請求が来ると、とても嬉しかった。そして先進国から発展途上国まで、様々な国で自分の論文が読まれていることを肌で感じ、英語で論文を書くことの大切さを学んだ。「和文の場合は日本人しか読まないが、英文だと世界中の人が読んでくれる」と力説されていた杉町教授の言葉に英文誌の意義が凝縮されている。

Ⅱ．英文論文、英文誌および研究者の評価指標

自分の研究成果を英語論文で投稿する際は、より良い雑誌（ジャーナル）に投稿したいものだ。雑誌のランクを見る際にインパクトファクター（ＩＦ）が用いられる。ＩＦはある雑誌に掲載された論文が他の雑誌にどれくらい引用されているかを示

す数値であり、ＩＦの数字が多いほど、良い雑誌と見なされる。他方、論文自体の評価指標として引用回数（サイテーション）が用いられる。ＩＦや引用回数は単純でとても分かりやすい指標である。一般的に医学系の総合雑誌では基礎系ではNature, Cell, Scienceなどが、臨床系ではNew England Journal of Medicine (NEJM), Lancet, Journal of American Medical Association (JAMA)などが一流誌とされており、ＩＦは30以上が多く、それらに掲載された論文の引用回数は多い。ただ、ＩＦや引用回数の多寡にはその分野の研究者数が反映されるので注意を要する。ノーベル賞受賞者の山中伸弥先生と大隅良典先生を例にとって概説する。ノーベル賞の対象となった山中先生の論文はＩＦが30のCellに２００６年に掲載され、その引用回数は1万回を超える。掲載直後からダントツの引用回数を記録しているが、年毎に右肩上がりに増加している訳ではなく、当初より高レベルを維持し続けている。山中先生の研究分野は発生学、再生医学、分子生物学などを幅広く網羅しているため、研究者数は多く、そのため、必然的に引用回数が増える。他方、大隅先生の対象論文は１９９２年 J Cell Biol と１９９３年 FEBS Lett に掲載されている。ＩＦと引用回数は前者が７・９と６６２回、後者が３・６と９００回であり、必ずしもＩＦが格段に高い雑誌ではない。これら２編は１９９５年までは年毎の引用回数が10回にも満たないが、その後右肩上がりに引用回数が増え、２０１０年には前者が35回、後者が62回引用されて、その後も増加傾向が続いている。この事から大隅先生のオートファジー研究は独創的であるが故に、当初はあまり見向かれなかったが、重要性が認識されるにつれて注目度が増していっていることが分かる。また、オートファジーと言う新分野を開拓されたために、その分野の研究者数は限られていることが、引用回数が数百回に留まっている理由であろう。お二人の受賞対象論文のＩＦと引用回数を観察すると、これらの指標が対象分野の研究者数を反映する理由がお分かりいただけると思う。

研究者を評価する際に、論文の質も大事であるが、量も重視される。h-index

は研究の「質と量」の両方を考慮した指標として、最近よく用いられる。これはある研究者が発表した論文のうち「引用回数がｈ回以上である論文がｈ本以上あることを満たす最大の数値ｈ」である。例えばh-index35は35回以上引用されている論文数が35編あるという意味である。九州大学付属図書館のウェブサイト、Cute Guide、学習・研究スキル（初めての英語論文投稿）でチェックすると、詳細で分かり易いので参照いただきたい。h-indexは評価をする側の人間の評価にも利用されている。東北大学の大隅教授によると、「アメリカではh-indexが30以下の研究者にはグラントの審査をさせないという基準があるらしく、これは（分野によって基準の値を変えれば）なかなかリーズナブルかつ客観的な審査員選定基準になるかもしれない。」ということである。ただし、ＩＦ、引用回数、h-indexなどの指標には利点と欠点があるので、使用する際はそれぞれを理解して使用しないと判断を誤ることになりかねない。

Ⅲ．日本発の英文誌の現状

前述のように良い論文を書くと、まずは欧米の一流誌に投稿してみたくなる。しかし、このような姿勢を続けていては、日本発の英文誌は、何時までも欧米の一流誌に追いつくことはできない。日本発の英文誌について見てみると、たとえば私が関係する学会の中で日本癌学会のCancer ScienceのＩＦは4を超えるほどに力がついている。日本が世界をリードする胃癌学会のGastric Cancerは歴史は浅いが、すでに4から5以上と高いＩＦを誇っている。このように高いＩＦを有する日本発の英文誌も存在するが、それほど多くはない。日本外科学会では和文誌に加え、１９７０年に井口　潔先生らのご尽力で英文誌Surgery Todayも発刊された。そのＩＦは2前後であるが、外科最高峰のAnnals of SurgeryのＩＦ8に比べると低い。日本の外科医の多くは日本の外科手術成績は世界の中でも優れていると考えていると思う。もし、そうであれば、その優れた手術成績を海外の雑誌で発表するのではなく、日本発の英文誌で発表するようにして欲しい。人口減少に入った今、基礎医学系や社会医学系のみならず、臨床系の学会でも参加者数が伸び悩んでいると聞く。そのため、多くの日本の学会は、海外からの参加者を増やそうとして、発表の英語化が急速に進んでいる。このような努力は当然大切であるが、最も大切な事は学会が最高レベルの英文機関誌を有していることであろう。そして学会での発表が採用された場合、優先的にその英文誌に掲載される権利を与えることである。たとえば外科の世界をリードしているアメリカを例にとる。最も格調高く歴史のあるAmerican Surgical Associationは1880年に創設され、再来年には140回の年次学術集会が開催される。この学会はトップクラスの外科医で、なおかつ厳しい審査に合格した限られた者のみが会員になれる。その最高峰の学会の公式学会誌が外科最高峰のAnnals of Surgeryである。すなわち高いレベルの学会が高いレベルの雑誌を保有しているからこそ、常に世界の最高レベルを保てると感じている。

英文業績は基礎系であれ臨床系であれ、教授選考やグラントの審査では重視される。その際に、ＩＦの高い外国の雑誌に掲載された引用回数の多い論文は高い評価を受ける。それは当然ではあるが、その一方で日本発の英文誌に掲載された論文も軽視しないで、内容的に素晴らしいものであれば、高く評価するような姿勢が望まれる。審査をする側がいつまでも外国誌優先の感覚を持ち続けている限り、日本発の英文誌が世界の一線に躍り出ることはないと思う。指導者が皆で日本発の英文誌を評価し、育てる気概を持ちたいものだ。いつまでも欧米の一流誌追従では日本の未来はない。

10. 防衛省の凛とした空気

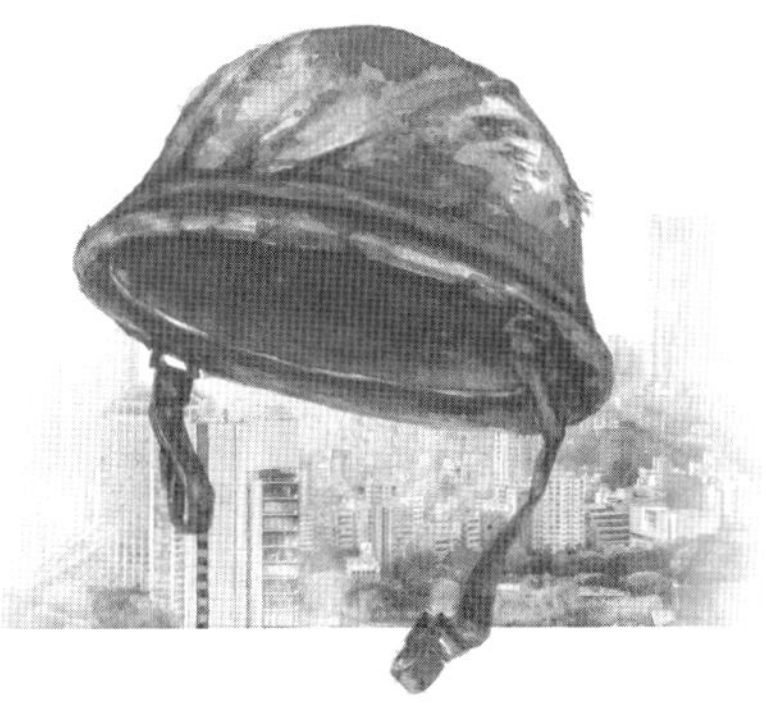

この原稿を書いているのは7月22日である。今夏は気象庁が「猛暑」ではなく「猛暑災害」というほどに、生命の危険を伴う暑さが続いている。他方で、中国四国地方など西日本を襲った豪雨で大変な被害に遭っている方が、この「猛暑災害」の中で復興に取り組んでおられる。復興現場で必ずといって良いほど目にするのが自衛隊員である。自衛隊の存在そのものが是か非かということも含めて議論さ

れていることは承知しているが、こと復興支援においては大変頼りになる方々である。彼らの規律正しさ、礼儀正しさは外国での災害救助派遣の際にも、現地の方々から尊敬の念を持って見られていたというニュースでご存知の方も多いであろう。ニュースで復興工事に取り組んでいる自衛隊員を見ていると、以前、彼らの本部である東京の防衛省を尋ね、凛とした雰囲気に圧倒された事を思い出したため、その雰囲気を知ってもらいたく、ここで紹介させていただく。

あれは平成21年9月のある日のことであった。文部科学省や厚生労働省は時々訪れるが、防衛省は初めてであったため、朝から緊張していた。場所は多くの省がある霞ヶ関ではなく、普段行くことがない市ヶ谷だ。そのことも緊張の要因になっていたのかもしれない。訪問の用件は、私の故郷である奄美市の市長さんの依頼を受け、海上自衛隊に奄美市における災害救助訓練の協力を求めることである。当時、私は奄美市で大腸癌研究会を開催予定で準備に奔走していた。奄美開催ということで、例年より相当に多い参加希望者がいることが判明し、宿泊施設が足りない事態になった。そのため、災害救助訓練で派遣される護衛艦に、宿の確保ができない参加者を救助してもらいたい、もっと端的に言うと、護衛艦を宿泊場所として使わせてもらいたいというのが、真意である。このようなちょっと俗っぽいお願いが防衛省に通じるのかという不安が、私の緊張感を余計に増幅させていた。この件で助っ人になってくれたのが、知人である元海上幕僚長のFさんであった。さらにFさんと私が防衛省を尋ねるとのうわさを聞いて、馳せ参じてくれたのが、当時の防衛医科大学校長（学長とは呼ばないそうだ）の望月先生であった。

望月先生とは12時30分に防衛省の正門前で待ち合わせし、その後、13時にFさんと落ち合う予定であった。私が防衛省の入り口に着いたのが12時過ぎで、昼食はとっていなかった。この先の会議にどれくらいの時間を要するか分からないので昼食は済ませておいた方が良い。見回すと靖国通りを挟んで反対側にコンビニがあった。急ぎ横断歩道を渡り、コンビニに駆け込み、パンと豆乳を買った。イートインが普及しつつあった頃で、店内では数名が食事をしながら休憩していた。私もそこで食事を済ませ、少しだらけた雰囲気に惜別すべくネクタイをピシッと締め直し、正門へ。すると正門左側の受付室前で、すでに望月先生が直立して待っておられた。恐縮しながら近づき挨拶をする。受付で免許証提示を求められ、次いで受付用紙を渡された。そこに必要事項を書き込む。周りの空気は普段の穏やかさではなく、張りつめている（ように感じる）。必要事項を書き、これはそこだけ緊張感にやや欠けた受付嬢に確認してもらった後に、ビジター用の赤色のＩＤカードをもらい、首からかける。さすがに望月先生は名前を言っただけでＩＤカードが出てきた。

そうこうしている間にも正門からは頻繁に車が出入りしている。車止めの白銀色の柱は５本あり、自動で上げ下げされている。流石だ。ところがその後ろにあるバリケードは紐を門番が手で引っ張って動かしている。時代の先端と後端が入り乱れた光景だ。出入りする車は公用車が多く、白い制服を着た、いかにも偉そうな人が後部座席に座っている。この人たちが日本国を守っていると思うと、さらに偉そうに見えてくる。Ｆさんを待つまでの間、庁舎Ｄと呼ばれる建物にある防衛医科大学校の控え室で待つことにした。望月先生と一緒に構内を進むと、いきなり数棟の威容を誇る建物が目に飛び込む。壁面は灰白色調で屋根の部分は緑色で統一されている。圧倒されながら正面やや左にある大層立派なエスカレーターに向かう。屋外にあるが屋根がついている。市ヶ谷とは言っても防衛省の建物が建っているところは〝谷〟ではなく、かなりの〝高台〟のため、このエスカレーターを設置したようだ。これはあくまでも来客用で、屈強な自衛隊の方は階段を急ぎ足で走っていると思いきや、ほとんどの自衛隊員はエスカレーターを利用している。日本の国防が少し心配になる。

　さて、私たちはＤ棟の入口から一階の防衛医科大学校の控室に入ったが、途中、行きかう人は皆寡黙で私たちの存在は無に近い。控室の中には誰もいない。秘書も通常は配置されていないそうだ。さすがに経費削減が進んでいる。私が通された部屋は綺麗な、しかしやや狭い部屋であった。この隣には広めの部屋があり、会議用の大きなテーブルが中央に置かれている。望月先生の話では一般の自衛官はこの部屋までしか入れないそうだ。私たちが通された狭い部屋は中将以上でないと使えないとのことで、それを聞いた途端、その部屋がとても素晴らしく見える。ここで休憩の後、再びＦさんとの待ち合わせ場所である受付へ行く。するとそこには約束時間の前にもかかわらず、Ｆさんが直立して待っておられた。さすがに背筋がピンと通り、声も大きい。怯みながらも挨拶を交わした後、いよいよ海上幕僚監部のあるＡ棟へ3人で向かう。途中行きかう方はＦさんと気づくとすぐに通路端に寄って立ち止まり、Ｆさんににぎにぎしく敬礼をする。そのような中を3人で進む。先ほどまでの無に近い存在から、いきなり皇族に近い存在になったような気分だ。至って気持ちが良い。途中広い儀仗広場を左に観ながら入り口に進む。その時、いきなり「やー」という大きな掛け声がしたので振り向くと、迷彩服の自衛隊員十数名が整列を始めたところであった。とても機敏な動きだ。これであれば少々エスカレーターを使っているとしても日本は大丈夫だ。

いよいよA棟に入る。また入場検査だ。さすがに防衛省（自衛隊本部）の中心のA棟、検査が厳しいが、無事に通過。エレベーターで7階へあがる。海上幕僚監部首席衛生官室の前室で秘書に取り次いでもらう。秘書も動きが機敏だ。早速部屋へ通されると、中には首席衛生官が待ち受けていた。眩いほど真っ白で、折り目正しい制服を着ており、長身・細身の姿は映画スターのようにも見える。すると、その彼はいきなり直立不動になり、元海上幕僚長と望月先生に挨拶を始めた。Fさんは海上幕僚長経験者だ。当然であろう。しかし、望月先生にまで丁重に挨拶するのは不思議であった。後で伺うと、実は望月先生の後輩で、しかも階級も低いそうだ。普段は私と友達付き合いの望月先生だが、その時は輝いて見えた。全員がソファーに座ると、先ほどの秘書がコーヒーを出してくれた。機敏だ。早速、本題である奄美市での防災訓練に対する協力の話をお願いしたところ、「私のレベルではOKです。しかし、最終決定はあくまで上層部での協議によります。」とのことで、最終的な答えはしばらく待って欲しいとのこと。当然であろう。また、「護衛艦は旅客船ではないので、寝心地は悪いですよ」と言われる。これは聞かなかったことにした。

以上のようなやり取りの末、奄美市での災害救助訓練は海上自衛隊の年4回ある訓練の一つに採用していただいたようだ。「ようだ」と記したのは、私たちはあくまで外部の人間であり、自衛隊の予定を事前に公式に知る立場ではないからだ。最終的には奄美市での研究会参加者は全て陸上の宿泊施設で収容でき、護衛艦に救助されることはなかった。防衛省の敷地内は、通常とは全く異なる世界で、凛とした空気が漂っており、暑さを忘れさせてくれた。また、そこで見た人々の機敏な動作と階級社会のなかでの秩序だった行動規範は、現代の日本人がすべからく経験した方が良いと感じることであった。

11. National Clinical Database（NCD）と外科専門医

読者の皆様はＮＣＤ（National Clinical Database）をご存知だろうか？　これは日本外科学会と日本消化器外科学会が主導して設立した外科手術症例の登録制度である。全国で日々行われている外科手術について、各病院からＮＣＤのウェブサイトにアクセスして、ネット経由でいつでも症例登録できるようになっているため、驚くべきことに１００％近い登録率となっている。なぜ、１００％近い登録率が得られるかというと、外科専門医制度と直結しているためである。すなわちＮＣＤに認定された施設で経験した症例のみが専門医申請の際に実績として認められる。そのため、手術を行っている病院・施設は若い外科医に勤務してもらうために、ＮＣＤの認定施設になる必要がある。また、ＮＣＤの認定施設で勤務する若い外科医は、症例の取りこぼしが無いようにこぞって登録することになる。その結果、全国で手術が行われるほとんどの症例が、きちんと登録されることになる。ＮＣＤは２０１１年から運用が開始されたが、現在は、先の二つの学会に加え、日本心臓血管外科学会、日本乳癌学会、日本脳神経外科学会、日本泌尿器科学会など15の学会が社員として参加している。設立から10年も経過していないが、ビッグデータとなり、国（厚労省）からも一目置かれている。

ここでＮＣＤ設立までの経緯を簡単に紹介する。21世紀がスタートして間もなく、日本消化器外科学会の理事会の中で、日本における消化器外科手術の全体像が把握できない状況は良くないのではないかとの問題提起があった。すなわち、いつ、どこで、誰が、誰に、何の手術を行っているのか、という全国データは皆無であり、治療成績や安全性の問題も、個々の施設が学会や論文で発表するだけで、全国的なデータ把握に欠けていた。また、日本消化器外科学会はしっかりとした専門医制度を有していたが、専門医の客観的存在意義は明確ではなかった。すなわち専門医が実施した手術と非専門医が実施した手術で合併症や予後に差があるか、などという基本的な点も知る術がなかった。そのような状況下で日本消化器外科学会の理事会でデータベースの整備が必要であると議決され、学会の認定・関連施設の手術症例の集積を調査することになったのが、NCD設立に繋がって行った。提案に基づき2006年から3年間にわたり、代表的な消化器手術における術死、在院死、合併症の発生率などを調べた結果、累計で100万例を超える症例が集積された。食道、胃、大腸、膵などの代表的な術式の死亡率が明らかになり、当時の米国での調査結果と比較して我が国の死亡率は総じて低く、素晴らしいことが明らかになった。現在は毎年150万件以上の手術が登録され、参加施設は5、000施設を超えている。

それではNCDからどのような事が分かるのであろうか。消化器外科領域を例にとって、2011~2016年までの6年分のNCDデータから分かった事を記す。これは神戸大学の掛地教授が日本消化器外科学会を代表して、同学会の公式英文機関誌であるAnnals of Gastroenterological Surgeryに報告したものである。手術を受けた患者さんの男女比は6:4であり、高齢化に伴い80歳以上の症例が増えており、特に胃や大腸ではその比率が20%程に高まっている。食道や膵など専門性が高い領域では、9割近い手術が日本消化器外科学会の認定施設で行われていた。食道切除、胃幽門側切除、胃全摘術、右半結腸切除、低位前方切除、肝切除、膵頭十二指腸切除、急性汎発性腹膜炎手術の8術式における専門医の関与割合を年次推移でみると、全術式において年々増加している。観察した6年間で手術関連死亡率は胃や大腸の手術には大きな変化は認められないが、食道切除術(3・2%↓1・8%)、肝切除術(4・1%↓2・3%)、膵頭十二指腸切除術（2・9％→2・1％）、急性汎発性腹膜炎手術（14・1％→11・2％）では死亡率の減少が認められた。これは専門性の高い領域で、改善が進んでいることを示しており、チーム医療や集約化の影響が大きいと予想されるが、その解析はこれからである。他方、外科手術に革命をもたらした鏡視下手術は、急速にその割合を増やしている。それぞれにおける鏡視下手術の割合は食道切除術（49％）、胃幽門側切除術（42％）、胃全摘術（23％）、結腸右半切除術（42％）、低位前方切除術（58％）である。この様にNCDによりわが国における消化器外科手術の実態を知ることができるようになった。

次に消化器外科の領域において、学会主導の専門医を取得することの意義について記す。専門医を取得するのは個人としては栄誉であるが、果たして非専門医と何らかの差があるのであろうか？　浜松医科大学の今野弘之学長らは手術療法の標準化のためには、手術に関わる消化器外科専門医の育成が重要との観点からNCDを用いた研究を行った。その結果、年間約50万件行われている消化器外科の手術のうち、約7割の手術に消化器外科専門医が関与し、食道切除再建術、肝切除術、膵頭十二指腸切除術等の高難度手術では専門医の関与比率が約90％に達していた。また、専門医が4名以上在籍する施設は治療成績が有意に良いことが示された。この結果は消化器外科専門医制度の妥当性を示すと同時に、医療の質を向上させるためには個々の手術における専門医の関与だけではなく、各施設の専門医数や診療体制など、チーム、病院としての機能を含めた施設の質を評価する必要があることを示している。さらに、日本消化器外科学会を基盤とする日本肝胆膵外科学会は施設の集約化について検討している。同学会は高難度肝胆膵外科手術の年間症例数により50例以上を施設A、30例以上を施設Bと定めている。肝切除と膵頭十二指腸切除術は、症例数の多い施設ほど死亡率が低く、肝切除術は10例と50例が境目となり、また、膵頭十二指腸切除術は10例と70例が境目となって手術成績が向上していることを明らかにし、施設集約化の重要性に言及している。

ＮＣＤが社会的に役立った事もある。先般、低侵襲手術であるはずの腹腔鏡下手術で医療事故が問題となった。その際にマスコミから腹腔鏡下手術自体に問題があるような記事が少なからず出された。医療事故そのものは大問題ではあるが、腹腔鏡下手術自体が大問題であるような書き方は、国民に誤ったメッセージを送りかねないと考え、当時の日本外科学会理事長の國土先生、日本消化器外科学会の理事長であった私、それにＮＣＤの岩中先生がＮＣＤから得られたデータを基に、胃癌、大腸癌、食道癌、肝臓癌などでは腹腔鏡下手術の術後死亡率は決して高くないことを、実際のデータを開示して記者会見した。これにより腹腔鏡下手術自体についての偏見は取り除くことができたと思う。いずれにしても何らかの問題が発生した場合に、机上の空論ではなく、実際のデータに基づいた解析結果を出せることは、国民にとっても医療従事者にとっても、良いことと考えている。また、そのような使い方に留まらず、大規模データが出来たことで、そのデータに基づいたリスク評価が可能になった。たとえばウェブ上で肥満や高血圧の有無などの患者情報と術式を入力することで、実施予定の手術で予測される死亡率や合併症率が瞬時に出てくる。重篤な合併症があったり全身状態の悪い患者さんに手術のリスクを説明する際に、これまでは一般的で平均的な予測値を伝えるしかなかった。患者さんの状態は様々で、同じ手術を受ける場合でも、合併症が起こりやすい状態の方とそうでない方がいる。その患者さんの状態を加味した予測値を、ある程度ピンポイントで通知できるため、大変有用である。また、自施設の治療成績を全国平均や都道府県平均と比較することもできる。そのため、自施設の成績が全国的に見てどのレベルなのか把握でき、術式や周術期管理の工夫に繋がっている。このような自助努力で治療成績が向上することが期待できる。

ＮＣＤの設立は外科医が独自に開始したもので、当初の費用は日本外科学会から3億円強、日本消化器外科学会から1億円が拠出されて始まった。自らの懐を痛めて創設したＮＣＤが外科医と国民の理解に一層役立つように願っている。本稿では神戸大学の掛地吉弘教授に多大なるご協力を頂いた。深謝申し上げる。

12. 最近、あらためて不思議に思った事（その1）

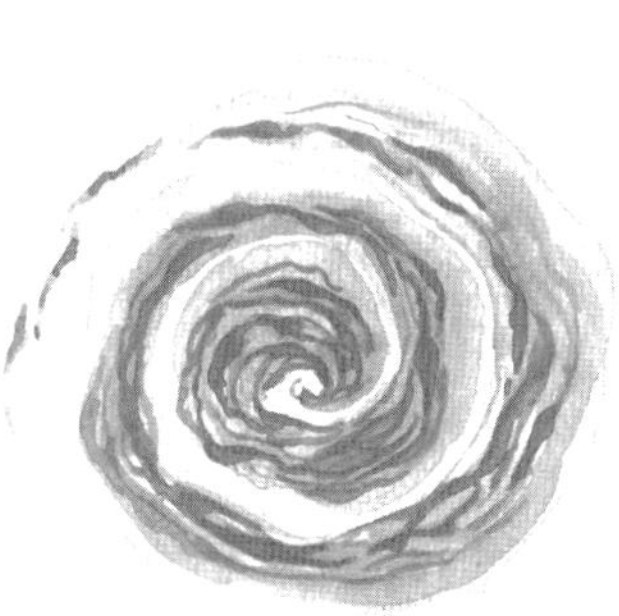

以前から不思議に思っていたことであるが、何故か最近しばしば考えることが多くなった事がある。多くの人にとってはどうでも良い事であるが、考え出すと夜も眠れないので、二つの不思議について今回と次回の2回にわたって紹介する。今回はトンネルの不思議についてである。土木建築の知識がない私は、トンネルは真直ぐに造る方が建設は簡単で費用も安くなるのではと考えていた。しか

し、実際に車でトンネルを通ると、真直ぐなのは少なく、短くてもカーブしているものが多いように感じる。また、平坦ではなく若干、上ったり下ったりもしている。どうしてであろうか？　流石はインターネットの時代である。調べればどのような疑問にも一応の答えを見つけることができる。「道路のトンネルは、なぜカーブしているのでしょうか？」で検索すると、ちゃんと回答が見つかる。一見、分かったような回答であり、理解できるようにも思うが、よくよく考えると、また分からなくなる。そこで今回はその道のプロの先生にも質問をぶつけ、自分なりの解釈をまとめてみた。是非、一緒に悩んでいただき、ご批判とご意見をいただければ幸いである。

トンネルを造るには多額の費用が必要であることは想像に難くない。そこで道路計画では可能な限りトンネルを造らないように設計するそうだが、どうしてもトンネル建設が必要な区間も出てくる。そこで今回疑問に思っているトンネルの経路の計画をすることになるが、西日本高速道路株式会社の設計要領によると、〝トンネル内は直線を適応するのが望ましい〟となっている。なるほど素人にも分かり易い。しかしながら、直線を適応できない場合があり、その理由として大きく分けると三つあることが判明した。

一つ目は直線区間そのものが持つ性質にあるようだ。これも同設計要領に記載があるが、〝直線的な道路は、単調で疲労を誘いやすく、運転者は行く先がはっきりとわかってしまうため注意力が散漫となり、早くそこから抜け出そうと焦燥にかられ過度な速度を出しやすく、かえって事故多発区間となる場合がある〟ようだ。そのため、直線区間の制限長というものがあり、例えば設計速度が100km/h（走行時の制限速度は約80km/hになる）の道路では2km以内とするなどと目安が決められている。また、トンネル内では道路外の景観が消失するため、距離を測る目安がなくなり、車間距離の目測を誤らせる傾向があり、直線はこの傾向を助長するとの事である。以上より、長いトンネルを造る場合は、必然的にカーブが含まれることになる。なるほど！

二つ目の理由は、入口と出口の決め方にある。第一にトンネルの出入口である坑口は、トンネル内部とは異なり周囲からの圧が均等にかからないため、特別強固な構造物である必要がある。その強度を考えると、山の斜面に対し坑口が直行するのが最も安定するため、基本的にはトンネルに繋がる道は山の斜面に直行するように計画される。そのためトンネルに繋がる道の軸がずれる場合が出てくる（図）。第二に、坑口は地盤の強固な場所を選ぶ必要があるため、自由に入口と出

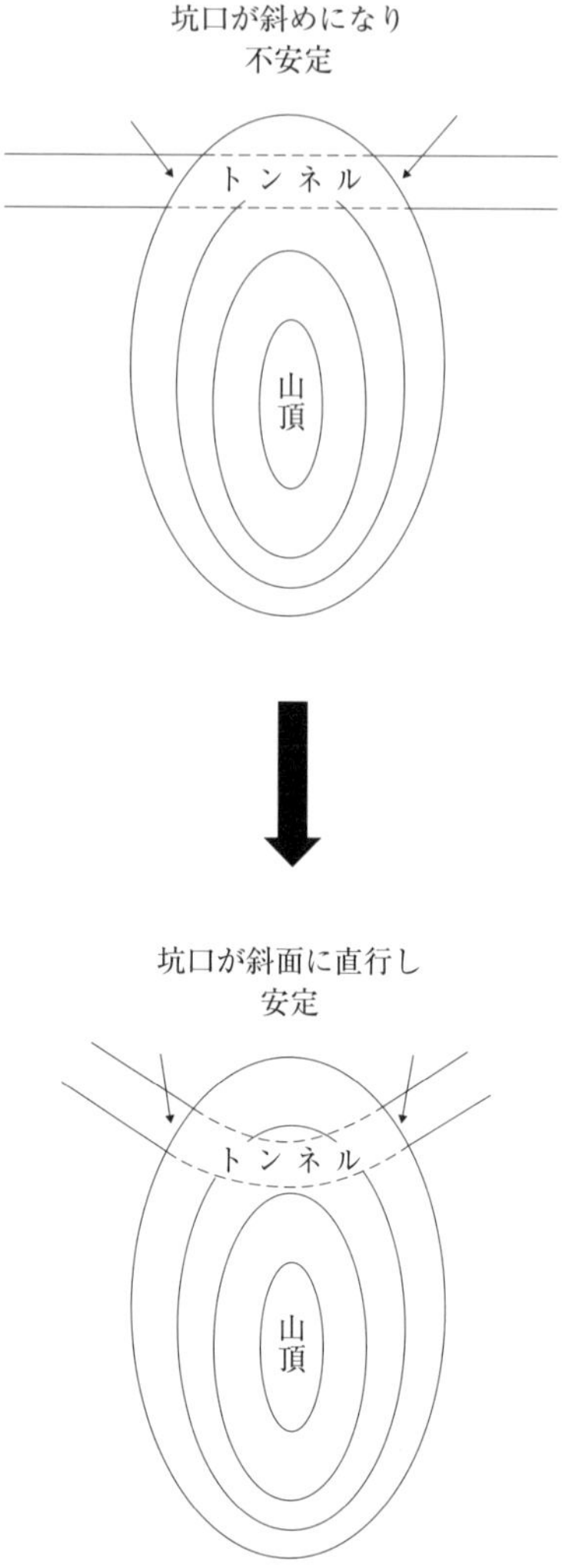

口を決めることはできず、トンネルの出入り口に繋がる道の軸のずれや、高さのずれが生じることが当然ながら出てくる。なるほど!!

三つ目の理由は、地盤にある。トンネルに繋がる道の軸や高さが合い、直線的なトンネルを計画できたとしても、地盤が弱い部分(破砕帯という隙間の多い区域が代表的で、破砕帯にあたると地下水が多量に出ることも多々あり、トンネル建設が困難となるそうだ)を通る場合は、迂回する必要がある。地盤が弱い部分を通すこともあるが、その場合は補強に多くの時間と費用がかかる。そのため地盤が弱い部分が含まれる場合は、そこを迂回するようにカーブ区間が必要になる。なるほど!!!

以上のような三つの理由でカーブが必要になることが分かったが、ここで小さな疑問が出てくるのは必然である。地中深くではGPSは使えないが、どのようにして設計通りのトンネルを作っているのか、ということだ。驚くべきことに、実際にトンネルを建設する際は、誤差は数センチ以内に抑えられているそうだ。ここも少し掘り下げてみたい。まず、トンネルを作る手法には発破法というダイナマイトで採掘していく方法（現在も行われているそうだ）とシールド法という巨大なマシーンを使って穴を掘りながら同時にトンネルを補強していく方法（まるで組織を切りながら同時に縫合もしてくれる自動縫合器のようだ）がある。そして、先進部の位置を知る方法として、レーザーを使い測量する方法とジャイロ測量という方法がある。レーザーを使う方法は昔ながらの測量に似ており、入口を基準として測量していく。もちろん前述したような理由でトンネルは曲がることもあり、その場合はプリズムを利用してレーザーを曲げるとの事。次にジャイロ測量という方法だが、これは重力のかかる方向と地球の地軸を基準とした計測結果を用いて地中でも現在地を知ることができる方法である。これを採掘マシーンに取り付けることにより、トンネルを作成しながら位置のフィードバックが得られる。何とも素晴らしい！

一方、カーブ自体にも工夫があるようだ。クロソイド曲線というのがある。もちろんこれをご存知の方はほとんどおられないであろう。車で走行中、直線区間から円弧曲線区間に突然移行すると、急激なハンドル操作が必要となり、大きな遠心力がかかってしまう。そこで直線と円弧曲線の間に緩和曲線を挿入することで、スムーズにカーブに入ることができるのだ。ここで使われる緩和曲線がクロソイド曲線だそうだ。クロソイド曲線は一定の速度で走行中に、一定の速度でハンドルを回した際にできる軌跡に相当する。日本では１９５２年、三国峠付近の国道17号線で初めて採用され、現在では高速道路や国道など、ほとんどの道路のカーブに使われているそうだ。このような工夫により、カーブでのはみ出し事故を防止している。何とも素晴らしい！

　平成12年5月19日に「大深度地下の公共的使用に関する特別措置法」が成立し、許可がおりれば、地下40ｍ以深は土地の所有権を買収せずにトンネルを作れるようになった。２０２０年東京オリンピックに向けて東京外かく環状道路が建設中だが、トンネル区間も多くあり、その大部分にこの法律が適応され、地下40ｍ以下の大深度に建設される。既に完成している区間があり、都心での渋滞緩和に貢献しているようだ。山間部が多く、また、都市部では新たな道路建設が難しくなっている日本では、トンネルはなくてはならないものとなっている。そしてその建設には、費用と時間を抑えながらも事故のリスクを可能な限り減らすよう、様々な工夫がつまっている。何とも素晴らしい!!!

この様な土木工学の卓越した技術力は、肝臓や膵臓などの実質臓器の的確な切除ラインの決定の際に使われはじめているナビゲーション・サージェリーに通じる面がある。また、トンネルにカーブが必要な点は、例えば外科手術で大動静脈周囲の剥離や郭清など困難が想定される場合に、次善の策をあらかじめ考えておく点に繋がるように思う。案外に医学と土木は相通じるところがありそうだ。

最後に本稿の作成に協力いただいた大阪大学消化器外科大学院生の森本祥悠君と、数々の疑問にお答えいただいた大阪大学社会基盤工学の乾徹教授、大阪大学社会システム学の飯田克弘准教授に感謝申し上げる。

13.

最近、あらためて不思議に思った事（その2）
—ローマと江戸の水事情

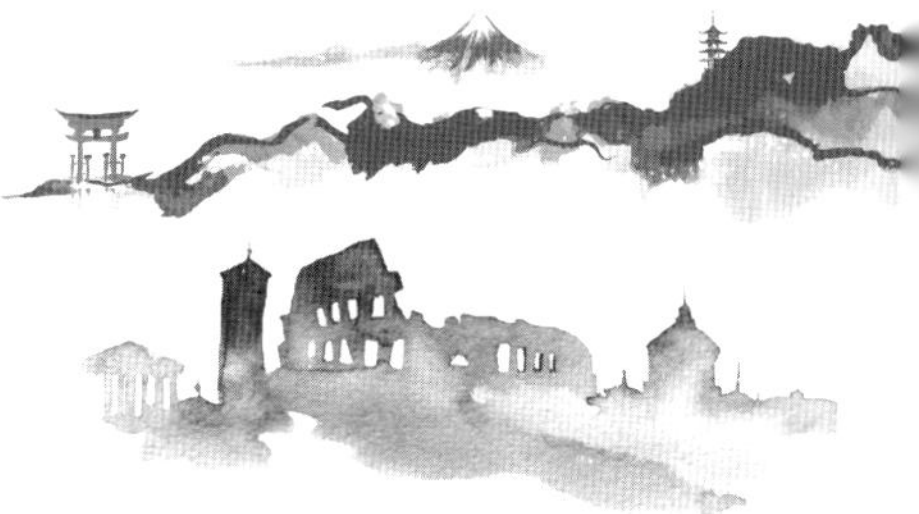

ローマ市の人口は2世紀には１００万人を超えており、西洋の都市で再びこれに匹敵する都市は19世紀まで出現していない。他方、江戸は徳川家康が居住後の１６００年代初頭から増加し、18世紀初頭には１００万人を超えた。両都市での人口が１００万人を超えた時代は異なるものの、他都市での人口の少ない時代に、１００万人以上の人口をどのようにして賄っていたのであろうか？　この2大都

市の繁栄の背景として都市内における水の普及が必須であったであろう。水は道路以上に文明・国家の発展のために必要不可欠なものであり、四大文明が示すように人類は水辺に住み、文明を発展させてきた。人口が増加し、水が不足すると、人々は安全な水を求めて移動を繰り返していた。しかし、水による国家発展の制約を技術により打破したのがローマ水道とされる。近代の土木技術の無い時代に、如何にして広大で秀逸な水路を構築したのか、かねてより本当に不思議に思っていた。そこで今回は、ローマと江戸における水路について考えてみたいと思う。

ローマ文明において〝水〟は象徴的な存在であり、現在でも大浴場や水道橋は観光名所としても大変有名である。紀元前312年に造られたアッピア水道をはじめとして、11本の幹線水道が存在する。建設には500年余りの歳月が費やされ、その総延長は500㎞にも及んでいる。送水の手法としては、トンネル、水道橋、サイフォン、地下配管と様々な構造物が使用された。水道は自然流下のため、起伏に富んだ地形であるローマ市全域に給水するためには水路を高い位置に保ち、勾配を形成する必要があった。これは非常に興味深い点であり、最も緩い勾配は1㎞進むのにたったの19㎝下がるだけであり、古代ローマの測量技術が如何に優れていたかということを表している。実際にはコーロバテースと呼ばれる約6mもの直棒の中央に溝を作り、水を入れる事で測量を行なっていた。現代の水準器（木製の細長い容器に水を入れ水平をつくり傾斜を調べる道具）と同様の構造であり、精度良く高さと水平の測量を行なっていたが、毎回移動せねばならず、その労力は計り知れないものであった。高い水路を維持するために、多大な努力と労働力を費やし、長距離の水道橋を多数建築したのであった。代表的な石造りの水道橋として〝ポン・デュ・ガール〟がある。外観の美しさから大変有名な建築遺産の1つではあるが、2000年経った今でも大きな損傷なく聳え立っていることから〝悪魔が造った橋〟とも称されており、当時の建築技術や洪水対策技術の素晴らしさを表している。また、谷の横断に〝逆サイフォン〟を利用したのも特徴のひとつである。サイフォンとは、隙間のない管を利用して液体を出発地点より高い地点を経由して目的地へ誘導する仕組みである。これを応用した逆サイフォンを採用しており、深さが50ｍ以上もある谷を越えるのに利用されていた。ローマ水道の特徴の一つとして、水路全体の85％にも及ぶ地下トンネル水路があった。地下トンネルの利点としては、水道の安全確保（外的損傷や温度変化ストレスの回避）および外敵侵入時の防衛が容易という点が挙げられるが、同時に当時のトンネル発掘技術がいかに優れていたかを知ることもできる。トンネル掘削においては、当時は火薬が無く、ノミとツルハシによる人力掘削で多数の人員が導入されたようで、労働者の労力は計り知れないものである。また構造としては、市内の給水管には鉛管が主に採用されていた。鉛管は鉛中毒の問題も指摘されるが、内壁に被膜形成することで、問題ないとされていた。鉛管の使用により、耐久性は飛躍的に向上し、水圧をかける事が可能となり、高所への給水が可能となった。水質管理についても細やかな配慮がなされており、ダム湖からの取水では表層よりも良質な深層を選択し、水源周囲の人々の健康状態や水の味の評価などを行なっていた。

水の使用量についても規格化した水道管・ノズルを用いて管理されており、当時1日1人あたり440ℓの使用量であったと記録が残っており、古代ローマのマネージメント力を物語っている。

一方、江戸はどうであっただろうか。江戸は徳川時代に世界最大の人口を誇る都市となっており、古代ローマと同じく100万人都市であった。幕府も水の供給を第一に考え、1590年徳川家康が江戸入国の折に最初に手掛けたのが安全な水の確保であった。江戸の町は海岸沿いの低湿地を埋め立てた土地であり、井戸を掘っても海水混じりであり、良質な水の確保に苦労していた。江戸城下に飲料水を供給するため、神田川の水を分けた水路を造設し、その後に神田上水・玉川上水を含めた6本の上水を引き、江戸の水需要を満たした。上水道としては世界最大級であり総延長は150㎞にも達していた。工事期間は非常に短期間であり、43㎞もの玉川上水が8ヵ月余で完成している事は大変驚きである。玉川上水は羽村から四谷まで43㎞の長距離を高低差わずか92mの勾配で自然流下している。

測量には水準器を使用し、当時の測量技術の正確さを示している。水路網は上流が高く下流に行くほど低くなる樹枝構造であり、常時水を流すシステムであった。ローマ水道の水道橋のような象徴的な巨大建造物や地下トンネルは江戸には無いものの、上水の市中給水は街路地下に埋没された水路（木樋）や井戸を利用したことが特徴的であったと言える（図を参照）。上流では開渠（蓋のない水路）であるが、途中から暗渠（石蓋付きの閉鎖路）となり、市中では主に

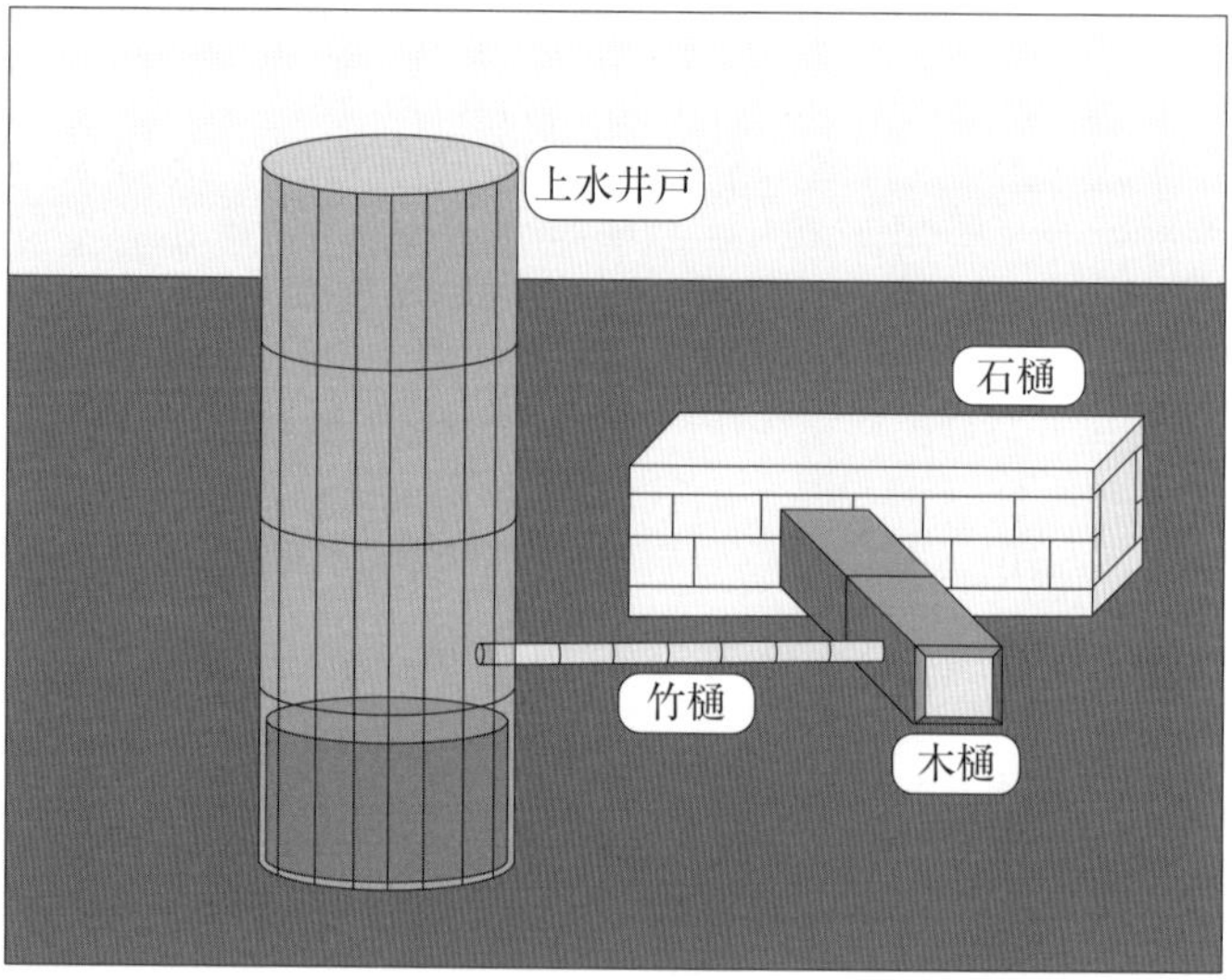

木樋の管水路（水面を持たない流れ）であり多少の勾配の影響を受けにくい構造となっていた。樋から水を汲み上げるため、上水井戸といった地下への縦穴が設けられ、釣瓶や桶により水の汲み上げを行なった。上水井戸の底は配水樋（呼び樋）より深く設計され、井戸内に水が貯留できる構造となっていた。このように江戸も世界に誇る上水システムを有していたが、困難を乗り越えてきた歴史もあるようだ。近年我が国において社会基盤が崩壊する様な地震が発生している事は記憶に新しいところであるが、江戸においても社会を揺がす大地震（安政江戸地震）の発生があった。記録から震度6以上と推定され、死者は1万人に達していた。地下水路に使用された木樋は腐食することもあるため、耐朽性に劣るという弱点もあり、震災では水路の損傷による断水も発生していた。江戸上水では給水範囲は他の水路と相互補完とはなっておらず、上流側でトラブルが生じると、その下流側では断水が生じていた。幕府の復興計画の中に江戸上水の再建は緊急対応項目としてあげられており、玉川上水の修復に2～3年の期間を要したとされる。このような苦労の繰り返しで完成し維持された水路システムにより、江戸城周辺に住む上流階級の人々ばかりではなく長屋の住民までもが上水道の恩恵にあずかることができたのであり、江戸の繁栄には必要不可欠なものであったといえる。時代劇で時折見かける「こちとら水道の水で産湯を使った江戸っ子よぉ」という啖呵から、江戸町民が自分たちの町の〝水道〟を誇りにしていたことが伺える。

今回、ローマ・江戸の水路にまつわる苦労の歴史を振り返ってみたが、長い歳月をかけて都市水路という広大な構造物と緻密なシステムを築きあげるには、その裏で詳細な計画・失敗・検討を繰り返して来たことは間違いないことであろう。水路の普及を知る事で、〝ローマは一日にしてならず〟という言葉を改めて考えされられる。医療に従事する者として、研究・臨床においても1つ1つ丁寧に緻密にまた我慢強く物事を進める大切さを身に染みて感じている。最後に本稿に関して柳澤公紀先生（大阪大学消化器外科）、西田修三先生（大阪大学大学院工学研究科地球総合工学専攻 社会基盤工学部門教授）、神吉和夫先生（元 神戸大学工学研究科助教）

の多大なご協力をいただいた。心から感謝申し上げる。

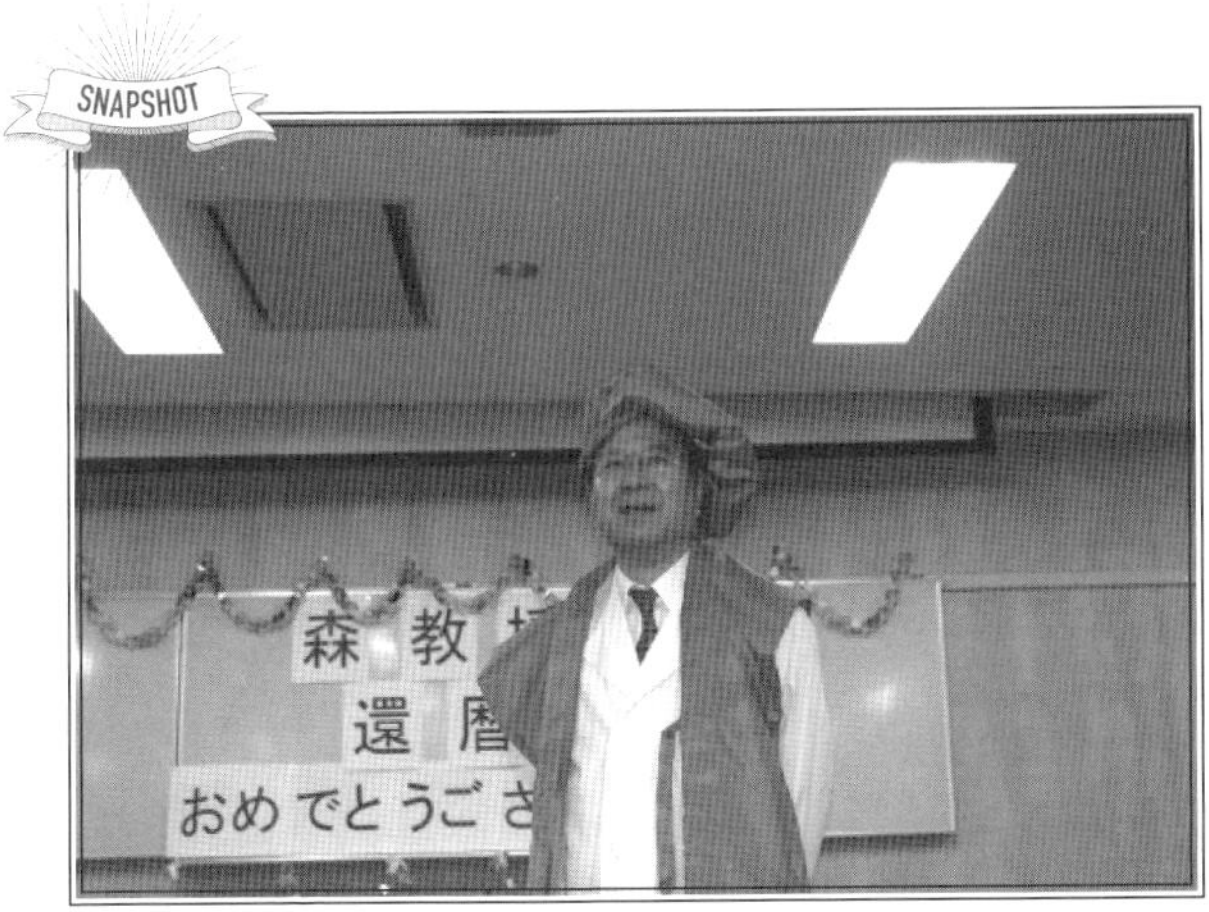

2017年3月のある日の早朝、医局員がサプライズで手作りの還暦祝いをしてくれた（大阪大学にて）

14.

胃の切除術後はなぜ痩せる？

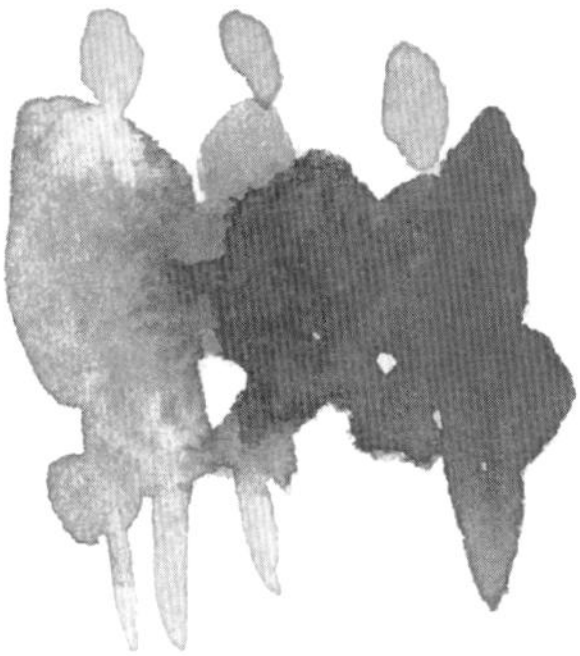

胃は、食べ物を一時的にためたり、たんぱく質や脂肪の一部を分解したりして、消化吸収で大きな役割を果たしている。胃を切除するとこの様な胃の機能を失い、しばしば後遺症に悩まされる。これを胃切除後症候群と呼ぶが、それには手術後比較的早い時期にあらわれるものとして、ダンピング症候群、下痢、げっぷ、貧血、牛乳不耐症、逆流性食道炎、逆流性胃炎などがある。また、何年もたってか

ら起こるものとして、胃切除後胆石、カルシウム吸収障害（骨粗鬆症）などが知られている。日本は胃癌が多い国であり、胃の切除後に現れる種々の後遺症について、多くの臨床的観察研究による優れた成果が発表されてきた。そして、それぞれに対する対策も試行錯誤しつつ確立されてきた。

いろいろな後遺症がある中で、最も多くの患者さんにみられるものは、体重減少である。胃切除後に体重が減るのは、胃が小さくなって栄養の消化吸収が悪くなるからと漠然と考えられ、われわれも深く考えることなく納得していたように思う。胃切除術と一言で言っても、胃を全部切除するもの、胃の出口に近い幽門側を切除するもの、胃の入り口に近い噴門側を切除するものなど、様々な術式がある。原発巣の部位や癌の広がり方で術式が決められるが、切除する範囲が大きければ大きいほど体重減少もひどくなる、と言う訳ではない。がん研究会有明病院の比企先生らによる胃切除術後の体重減少に関する研究成果によると、全部切除する胃全摘術で最も体重減少率が大きいが、次に大きかったのは、胃を60％残せる噴門側切除術であり、30％しか残せない幽門側切除術や、幽門側をほとんど切除してしまい胃を20％も残せない亜全摘術は意外に体重減少率が低かったとの結果が出ている。最近の研究で胃切除後の体重減少には、残す胃の大きさよりも、胃の穹窿《きゅうりゅう》部を残せるか否かが大事と分かってきた。胃穹窿部は、脳に働きかけて食欲を増進させる「グレリン」というホルモンを分泌していることが明らかになっており、これが胃切除後の体重減少に大きく関与していると疑われている。今回の話題はこのグレリンである。

グレリンは日本で発見されたホルモンであり、生理学的研究が進むに連れて、その臨床的重要性が認識されてきている。そもそもホルモンは細胞間の情報伝達を担うリガンド（刺激を伝えるもの）の一つでもある。われわれの体の細胞はお互いに情報（シグナル）を伝えたり、外部からの刺激に呼応するシステムを持っている。

刺激を伝えるものをリガンドと呼び、ホルモンを含めイオンからタンパク質まで種々ある。他方、このリガンドを受け取り、その情報を次に伝えるのは受容体で、これは細胞膜上に存在している。その中で重要なものとしてGタンパク質共役受容体（GPCR）が知られている。GPCRには600種類以上が存在しているが、それに対応するリガンドは半数で不明らしい。不明のリガンドを見つけることは創薬研究に直結する可能性があり、多くの研究者がしのぎを削ってきた。その様な状況の中で松尾壽之先生や寒川賢治先生らのグループは心臓から出る心房性ナトリウム利尿ペプチドホルモンを発見し、ペプチドホルモンハンターとして注目されていた。そして20世紀末の1999年、同グループの寒川先生、児島将康先生らはラットとヒトの胃からもペプチドホルモンが出されていることを突き止めた。それは下垂体に働き成長ホルモン（GH）分泌を促進し、また視床下部に働いて食欲を増進させる働きを持つ内在性ペプチドホルモンでグレリンと命名された。

グレリンはＧＨＳ－Ｒ（growth hormone secreta-gogue receptor）の内因性リガンドであり、28アミン酸残基からなるペプチドホルモンである。構造上特徴的な事は、活性化グレリンの3番目のセリン残基が脂肪酸修飾を受けていることであり、脂肪酸修飾がなければ非活性型となり、あれば活性型となる。また、グレリンの約90％が胃から分泌されていることも特徴の一つである。そもそもホルモンは下垂体、松果体、甲状腺、副甲状腺、副腎、膵臓、性腺などの内分泌器で産生されている。しかし、松尾先生、寒川先生らは、従来はホルモン産生とは無縁と思われていた心臓や胃などからもホルモンが産生されていることを明らかにした。心臓からは心房性ナトリウム利尿ペプチドや脳性ナトリウム利尿ペプチドが分泌されていることを示し、心不全研究にも大きな影響を及ぼしている。他方で胃からはグレリンが産生されていることを示し、胃切除術などの外科手術法や術後の体重減少への対応などに大きな影響を与えている。繰り返すが心臓や胃などの内分泌器以外からのホルモンの同定は日本人の手で行われた偉業であり、寒川先生は両方に中心的な貢献をしている。

グレリンの生理的作用として、食欲増進、体重増加が最も良く知られているが、他に成長ホルモン分泌刺激、心拍出量増加（平均血圧の抑制）、消化管運動亢進や胃酸分泌促進、抗炎症作用などがある。われわれ外科医としては胃から分泌されるグレリンが胃の手術後にはどう変化するかを調べることが重要な課題となった。その問題にいち早く取り組んだのが私の大阪大学時代の同僚の土岐祐一郎先生（大阪大学消化器外科）である。これには寒川先生の所属先である国立循環器病センターが大阪大学医学部キャンパスと近いことも影響したようで、寒川先生との共同研究がスムーズに開始された。まずはグレリンのヒト胃内における産生細胞の分布を病理学的に詳細に調べ、胃の大彎側、特に穹窿部に多く存在することを明らかにした（次ページの図を参照）。胃にはヒスタミンを産生するenterochromaffin-like細胞があるが、グレリン産生細胞はその次に多い胃内の内分泌細胞である。次

第1部

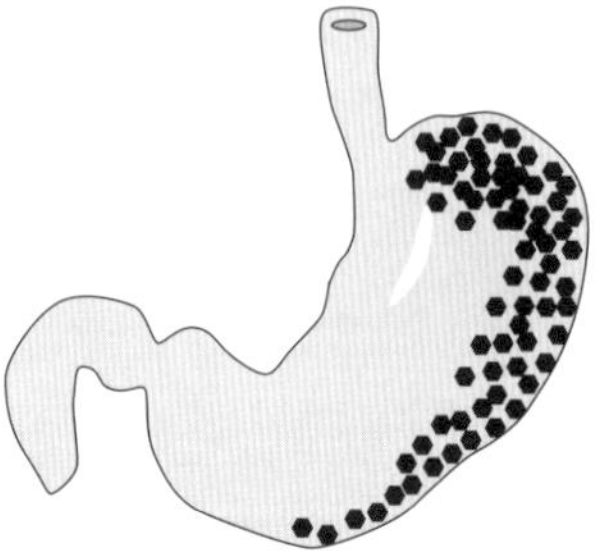

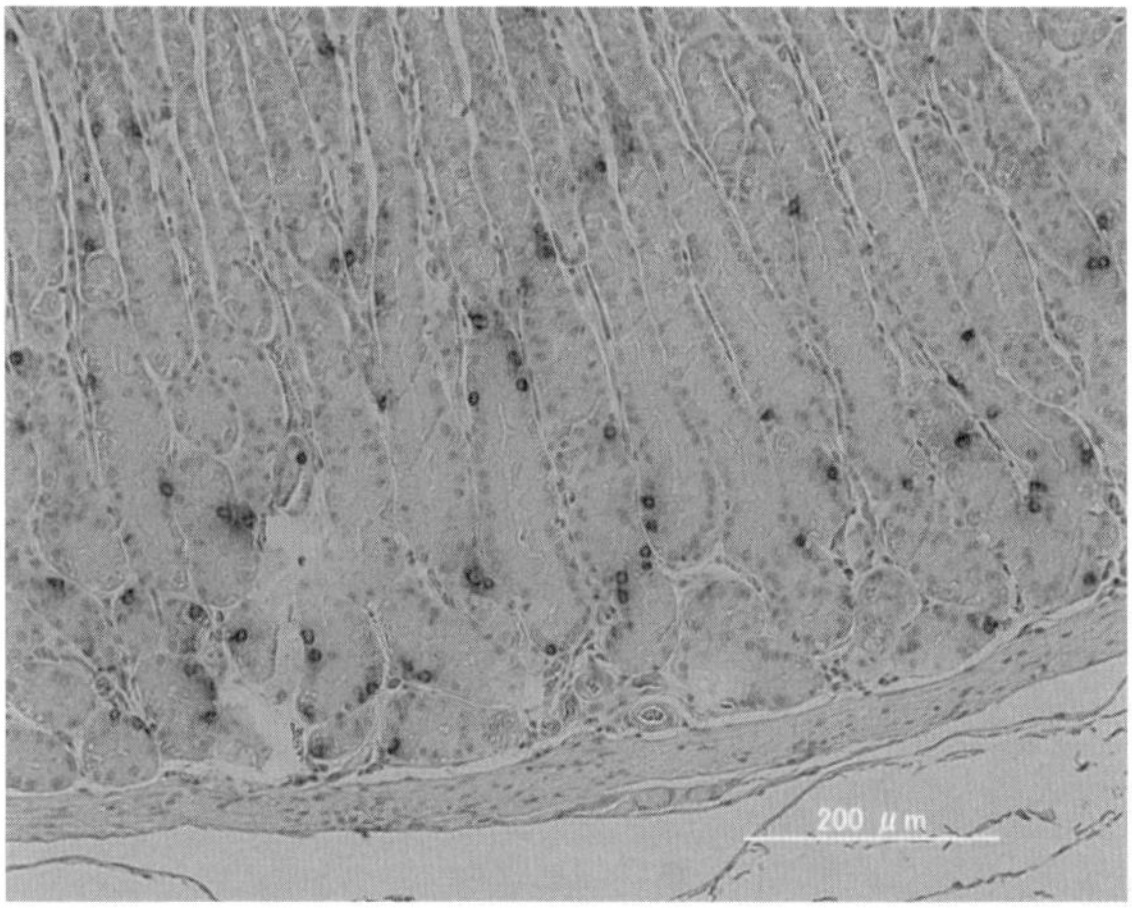

グレリン産生細胞は胃の穹窿部に多い（上図）。
顕微鏡で観たグレリン産生細胞（黒い細胞：下図）。

に胃全摘後患者20名を対象に合成グレリン投与10例とプラセボ投与10例の比較を、食欲、摂取カロリー、体重減少について調べた。その結果、10例ずつの比較という小規模症例数の研究ではあったが、いずれにおいても有意差を持ってグレリン投与群が勝っていたことを示し、その結果はGastroenterology誌に掲載された。少数例の研究結果が一流誌に掲載されたのは、まさにグレリンの外科的観点からの意義の重要性を鑑みての編集部の判断と思われる。

さらに外科医から観たグレリンの重要性の一つにグレリンの抗炎症作用がある。手術直後から生体は侵襲による炎症にさらされる。合併症がなく、平穏無事に経過した場合は良いが、出血や縫合不全などの合併症に見舞われた場合は、厄介である。癌の手術後に炎症の程度がひどい場合や長期に続いた人の場合、癌の再発率が高く、予後が不良となることが知られている。そのため、できる限り合併症を起こさない事が肝要である。ここにグレリンの出番がありそうということで、土

第1部

岐先生らは合成グレリンの食道癌術後侵襲への影響について調べた。合成グレリンの5日間持続投与群とプラセボ群の無作為比較試験の結果、両群とも執刀直前にステロイドが投与されているが、ＣＲＰやＩＬ－６などの炎症マーカーはグレリン投与群で有意に抑制された。また、術後炎症遷延期間はグレリン群で３・０日、プラセボ群では６・７日でこれも有意な差が見られた。前述のように術後の炎症遷延は癌患者の再発を増やし、予後を悪くする。そのため、食道癌の手術の様な侵襲の大きな手術に対しては、周術期にグレリンを投与しておくことが必要である事を示した点で大変有意義な研究成果である。この様な周術期の炎症を抑える観点からステロイド剤を周術期に使用している施設もあるが、今後はさらに上乗せ効果を有するグレリンが使用されるようになるかもしれない。

近年、ＢＭＩ３５以上の病的肥満患者に対して外科手術が行われるようになっているが、肥満手術で胃の大部分を切除された患者は、「空腹感だけでなく、絶え間なく続いていた食欲までなくなり、さらに食べ物の味が変わる」と述べている。すなわちグレリンは味覚にも関与する。肥満手術を行っている外科医は「手術は単に食事量を減らすものではない。食事量だけでなく、食事に対する欲求をも操作している」と語るが、そこにグレリンが大きく関与しているのである。今回は食欲増進のホルモンとしてグレリンを取り上げたが、逆に食欲抑制のホルモンとしてレプチンも注目されている。世の中のダイエット嗜好と相まって両者の関係に関する論文は大変多いので、お腹の膨らみが目立ってきた方は検索して欲しい。

最後にご協力いただいた土岐祐一郎先生、宮崎安弘先生に深謝する。

15.

「いただきます」という感性

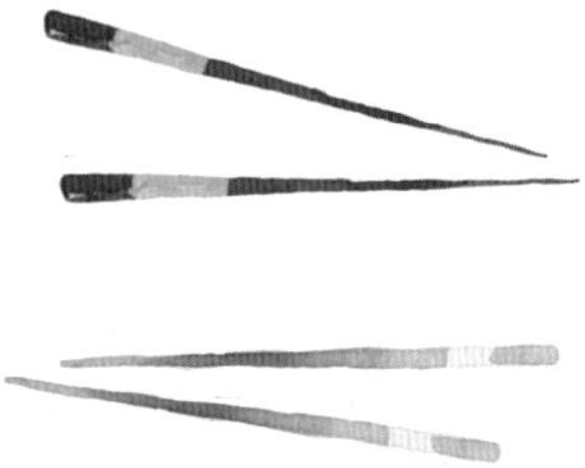

日本では食事前に「いただきます」と言う人は多い。「いただきます」には食材の命を頂くという思いが込められているようだが、多くの方はその意味を深くは考えず、習慣として言っているように思う。

Wikipediaによると、そもそも「いただきます」の語源や使用され出した状況については不明の点が多いようだ。すなわち「いただきます」は必ずしも「犠牲になった食物への感謝」とは言い切れないらしい。その様な意味で言われ始めたのは比較的最近らしく、1990年代以降の文献によく見られるようで、2000年代になって主流になったとのことである。「いただく」とは頭上に載せる動作を指す語であり、神に対する感謝の念を言うようにも考えられているようだ。理論的根拠はさておき、犠牲になった食物への感謝を込めて「いただきます」という事は、極めて大事な習慣に思われ、日本人の謙虚さと繊細さを表す例と思う。そして食物に対する感謝の念を持つことで、望ましい食生活習慣を育てる取り組み、すなわち食育が多くの学校で実践されているのは、嬉しい事である。

今回、「いただきます」の意味について取り上げようと思ったのは、今から約30年前にボストンに留学させていただいた際の思い出からである。留学先はハーバード大学関連のダナ・ファーバー癌研究所であったが、そこでの昼食時の出来事であった。私はその日も仲間数人と昼食を摂ったが、摂る前にいつもの様に「いただきます」と言った（もちろん日本語で）。すると普段は同席していないベルギーからの留学中の女性研究者が、「いただきますというのはどういう意味か、おまじないか？」というようなことを聞いてきた。外国の方々も食事前にお祈りをする場合もあるようだが、それは神様へのお祈りであって、食材に対する敬虔な気持ちによる「いただきます」ではない。「いただきます」という文化が、あらためて日本独自のものであることを感じたので、ここぞとばかりその意味について語った。すると半分は感心したような、そして残り半分はあきれたような顔で、「それではどの食材がいただきますの対象か？」と聞かれた。牛や豚や魚は動物で動き回っており、「（命を）いただきます」の対象と感じるのに違和感はない。しかし、ホウレンソウやキャベツなどの野菜や、リンゴなどの果物はどうであろうか？これらも植物の一種で生きているのを採ってくるので、やはり「いただきます」で良さそうに感じる。その一方で、植物に対してまで一つ一つに気を配って「いただきます」をしていてはきりがない、という気持ちも起こる。その様なことを考えているうちに、二つのことが思い出された。

赤ページの初回に書かせていただいたが、私は奄美大島で生まれ、徳之島と奄美大島で育った。徳之島で3歳から小学校2年まで過ごしたが、一つの思い出はその時のことである。私の家の隣は同級生の家で、徳之島で盛んな闘牛の横綱牛を所有している名門であった。牛の他に豚も飼っていたが、私も同級生と一緒になってほぼ毎日豚の世話をしていた。それは横綱牛に触れたいがためである。横綱牛には普段なかなか触らせてもらえないが、豚の世話をしていると、素晴らしい毛並みの横綱牛にも触れる機会ができる。ところが毎日豚の世話をすると、当然のように豚に愛着が湧いてくる。私たちの村では正月になると、村の家々の中から適当な豚を見繕って正月用の豚肉にし、村中で分けていた。私が小学校2年生の秋ごろ、正月用の豚に同級生と私が世話をしていた豚が候補に挙がっていることを、大人の会話の中から伺い知った。瞬時にこれは大変だと感じたことを昨日のことのように覚えている。当時、村にはクリスマスの習慣はなかったが、ちょうどその時期に豚が豚肉に変わる。子供の繊細な気持ちなど無関心な大人は、「明日、絞めようか?」などと話している。それを聞いて、同級生と私は豚を逃がす作戦に出た。夜になって豚を囲いから逃がそうと試みたが、私たちの切迫した危機感を感じ取れない豚は、なかなか逃げてくれず、その辺りの地面に落ちているものを呑気に食べている。豚は迫りくる危機を察知する能力には、決定的に欠けている。手や杖で叩いて逃がそうとするも、ブーブー喚くだけでほとんど動かない。そうこうしている内に、騒ぎに気付いた大人がやってきて、状況を察知し、こっぴどく叱られた。果たせるかな、翌日、われわれの豚は豚肉に変わっていた。その時のお正月以来、私は豚肉を食べる勇気を持てなくなった。この出来事があってからしばらくは、食事前に「いただきます」を言う度に、この出来事が脳裏をよぎり、その意味を深く感じるようになった。今でも「いただきます」は誰よりも気持ちを込めて言っているつもりである。

他方で、大人になるにつれて繊細な心が失われるのは世の常である。考え方の多様性に触れ、ある種の理不尽さを時に許容せざるを得なくなることが、そのようにさせるのかもしれない。あれほど豚肉を食するのに抵抗があった私であるが、最近、濱かつ（浜勝）のヒレカツが好みになっており、当時の呪縛からは完全に解き放たれている。それでも特に豚肉を食す時には「いただきます」の言葉が心に染みる。

二つ目の思い出はマスコミで取り上げられた二つの事件で、その内の一つは久留米市の筑水高校で行われている食育教育である。これは情熱大陸というテレビ番組でも「命の授業」として取り上げられたのでご存知の方も多いと思う。1年生40名に鶏の受精卵を渡し、ふ化から飼育を経て、と殺・解体を行い、そして最後は自分たちで食するという授業である。まさに「いただきます」の精神を具現化する取り組みとも言えるが、これには「鶏も高校生も可哀そう」などの意見も多く、特に動物愛護団体などからは強い批判が出ているようだ。しかし、担当の教諭はこの様な直接的な教育こそが、真に命のありがたみを感じることができる、との信念を持ち、長い間（少なくとも16年間）、この授業を継続したようだ。この様な授業には賛否両論あるであろうが、少なくとも「いただきます」を深く考えることには確かに役立っていると思う。

もう一つはスペースワールドで起こったことである。昨年、北九州市のスペースワールドが閉鎖されたが、その直接的なきっかけは、スケートリンクの氷の下に、いかにも泳いでいるように見える魚を配置したのが可哀そうだとネット上で指摘されたことらしい。氷漬けにされた魚はそもそも食用の魚であったそうだが、「人間が生きるために食べさせてもらう、そのために魚の命を頂く」という感覚は自然な感覚であるものの、「鑑賞のために食べられるものを氷に埋め込んでスケート靴で踏む」という事には嫌悪感を抱いた方が多いのであろう。これはやはり、「食べられるものを粗末にしてはいけない」、あるいは「食べられるものは無駄にせずにいただく」という日本人の感性から来る嫌悪感であり、スペースワールドで魚を氷漬けにしたことがネット上で大いに批判を受けたことは、日本人に優れた感性が残っている表れかも知れないと感じている。

因みに、日本では食事は「いただきます」に始まり「ごちそうさま」で終わる。「ごちそうさま」は漢字で「御馳走様」と書き、料理を作るために走り回ってくれた人々への感謝の気持ちを表しているらしい。やはり日本人は思いやりに溢れ、感性豊かな国民と誇らしく思ってよいのではないだろうか。

電車内で化粧をしたり、歩きながら食事をするなど、一昔前の教育者が見ると、唖然とする事が当たり前になるようでは、日本人の謙虚さと優れた感性が失われつつあると感じざるを得ない。これは理屈の問題ではなく、あくまでも感性の問題であり、感性を取り戻すという観点から、最近義務教育で道徳が復活したのは意義あることと思う。日本人としては「いただきます」と「ごちそうさま」の感性をいつまでも持ち続けたいものだ。

16.

身近に感じる偉人の足跡

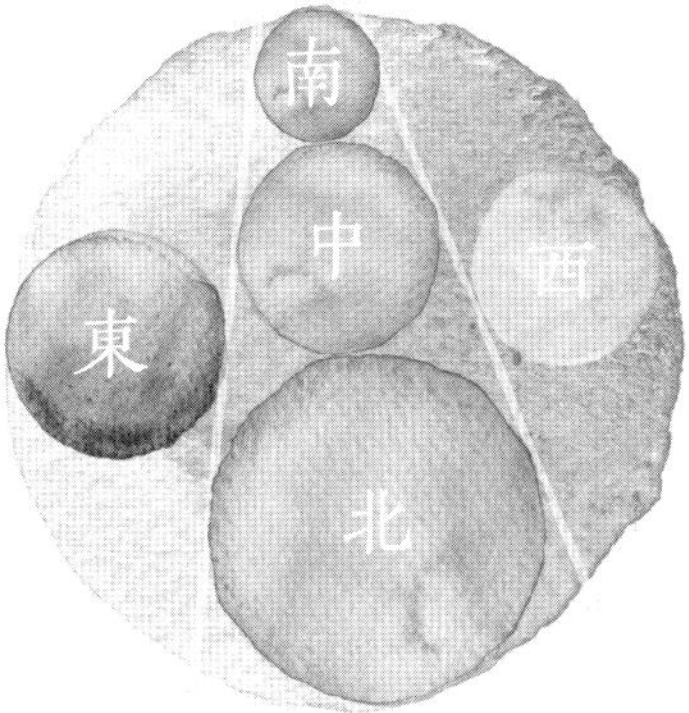

畏敬の念を覚えるような偉人に触れる機会が時々ある。今回は比較的に身近に感じた、特に江戸時代の科学の領域の偉人について記したい。河出文庫の湯川秀樹エッセイ集「科学を生きる」の中に、「江戸時代の科学者」というエッセイがある。流石に湯川先生のエッセイだけあって、なるほどと首肯することが多い。江戸時代の科学者と呼ばれている人たちは漢学、国学、洋学の三つの系統の中で、

特に洋学に影響を受けた人たちに限られることに異議を唱える内容である。そもそも科学という概念を17世紀以降の近代科学と同定したことが良くないとのことだ。なるほど納得がいく。それはさておき、そのエッセイの中で4名の江戸時代の科学者が紹介されているが、それらは関孝和、三浦梅園、帆足万里、長岡半太郎である。私はもともと和算に興味があり、関孝和のことは関連書籍で知っていた。また、三浦梅園と帆足万里は大分県国東半島で生まれ育った偉人で、私が別府市で勤務していた頃、それぞれに縁がある場所を数回訪れたことがあった。その様な訳で、なんと登場人物4名のうち3名は親近感を抱いていた人であったため、そのエッセイを大変な興味を持って読んだ。今回はこれら3名を紹介したい。

湯川先生は数学を科学に入れて良いか自問された結果、入れるべきと答えを出し、その結果、エッセイの中に関孝和を登場させたものと思われる。関孝和は算聖とも呼ばれ、「関流」という和算の家元の元祖として崇められた。関は13世期末に中国で刊行された「算学啓蒙」という数学書の中の技法「天元術」を独自の解釈で日本人に分かり易くして応用の道を広げた。出生年は不明とされているが没年は1708年と伝わっている。甲府藩主徳川綱豊に仕える勘定吟味役の役人であったが、算術の優れた能力を買われ、正確な暦の作成（暦法）、日食や月食の正しい予測、さらには地理に関する問題の解決などに相当なる成果を挙げたようだ。鎖国があって西洋の科学の知識が入らない時代に、どうして世界最高水準ともいわれる数学（当時の和算）を発展せしめたのか、それが不思議で学生時代に調べたことから、私は和算の素晴らしさを認識するようになった。そして関孝和を知り、しばらくの間のめり込んだ。関孝和が生き抜いた時代は平和な時代で、侍の長男以外の男子は生活するためにお役目（仕事）を探さなければならなかった。勘定所に採用されたり、勘定吟味役に昇進するには、和算の知識は大いに役立つため、和算はその時代に急速に裾野を広げていくことになったと想像する。世界最高レベルといわれるまでになった一因として世界的にも珍しい遺題継承という独特のシステムが挙げられる。当時は出版が盛んになっていたので、腕（頭？）に覚えのある和算家は自ら作成した問題や、他からの類似問題を、解答をつけないで問題だけを載せて出版した。それを見た別の和算家が解答を作成するとともに、新たに自分が作成した問題を掲載して本を出版する。これをどんどん繰り返すので、急速に問題は難しくなり、さらに多くの耳目を集めることになる。たとえば、関孝和の「発微算法」は沢口一之の「古今算法記」の遺題に対する最も早い解答書だった。そろばんが頼りで計算する紙も手に入りにくい時代に、これほどまでに知的好奇心を満たすべく、また生活する上での実学に生かすべく、和算に対する努力を続けた関孝和をはじめとする和算家の人たちには、畏敬の念を覚えて当然かも知れない。

関が没してしばらく後、大分県から豊後の三賢と呼ばれる偉人が輩出している。三浦梅園、帆足万里、広瀬淡窓であるが、今回は湯川先生が挙げた三浦と帆足について記す。三浦（1723〜1789年）は江戸時代中期に活躍し、大分県国東半島の安岐町（国東半島の中央やや東南部）で一生を過ごした。本業は医師であるが、その活躍から思想家、自然哲学者ともされている。現在、生誕地には資料館があり、車で別府市から1時間、大分空港から30分の距離にある。少年の時から聡明さは群を抜いていたようで、「目はどうして物を見ることができるのか？　心はなぜ物を思うことができるのか？」などと質問し、周囲の大人を驚かせていたようだ。もちろんこれに答えられる人はおらず、そのため、月に数回は4㎞ほど離れた西白寺に出向いて辞書で調べたり、和尚さんと論議したりした。私も資料館から西白寺までの道順を辿ってみたが、山越えの道で、辿り着くのは容易ではなかった。280年ほど前、知識を得るために少年がこの道を早足で歩いていたのかと想像すると、何だか胸を打たれる思いがした。20歳の頃になると「地震の時になぜ大地が揺れるかではなく、普段なぜ大地が揺れないかを考えよ」、「何かが起こるという結果に原因があるように、何も起こらないという結果にも原因はある」などの言葉を残しており、さらに成熟していったことが窺える。「なぜ物体が上から下に落ち、下から上に落ちないのか」という疑問はニュートン（1643～1727年）が先に論じたことであるが、西洋の書物が一切手に入らない時代に、独自にニュートンと同じ思考を持っていたことにも感銘を覚える。ただ、湯川先生は、三浦梅園がその様な疑問を持つのであれば、それに対する答えを思想的に見出すのではなく、科学的に見出して欲しかったという事を記載している。流石にノーベル物理学賞を授与された方の見方と思う。30歳ころ、自然現象の中に法則のあることを知り、これを反観合一という理論で探求しようとしているが、この論理は私には理解が難しいので、ここでは省力する。

帆足（1778～1852年）は大分県日出町で日出藩家老の息子として生まれ、江戸時代後期に活躍した。儒学者、経世家とされているが、その学問領域は広い。三浦から深く影響を受けているが、広瀬淡窓とは入魂の間柄だったらしい。帆足は知識欲旺盛で珍しい洋書を手に入れ、独学でオランダ語を習得し、オランダ語の書物をただ翻訳するだけでなく、そこに独自の見解を入れて、天文、宇宙、物理、人体などについて解説した画期的な書物「窮理通」をつくった。それは一冊の洋書の翻訳の域を越えて、一種の科学概論・百科全書になっている。帆足は儒学に偏ることなく、儒学を国学、自然科学、医学などに有機的に結び付けて研究している。特に物理学や関連科学にとって数学が重要な事を看破しており、そのことにはたびたび言及している。また、地動説や万有引力の法則などについても興味を示し、実験的解明方法の必要性と重要性を説いている。三浦がほぼ独学で研究を継続したのとは対照的に、帆足は様々な人々との交流や海外の学問を知ることにより、より広い観点から研究を進めたことになる。また、三浦は仕官をすることがなかったが、帆足は日出藩家老として、藩の財政改革にも取り組み成果を挙げたことでも知られる。かように二人の生き方や学問の進め方は異なるものの、大分県の国東半島という目立たない地（失礼！）で活躍していたことに驚かざるを得ない。なお福沢諭吉の父親である百助は帆足の弟子である。

関は和算、三浦は医学、帆足は儒学と、それぞれに専門は持っているものの、自然科学全般から哲学に至るまで、学問領域に境界を作らず、俯瞰的な目で研究を深めた。他方、現代のわれわれは専門領域が細分化され過ぎており、物事の本質を俯瞰的に見る目にかけているのではないだろうか。これだけ多くの情報を瞬時に手に入れることができる時代にあって、先人の歩みを振り返ってみた時、反省するしかない。先人は物資が不足し、情報も手に入りにくい時代にあっても、物事の本質を考え続け、それに迫るだけの成果を出している。翻ってわが身を見ると、なんと希薄な事か、本当に恥じ入るばかりである。もっと努力せねば!!

17.

郷土・奄美の偉人

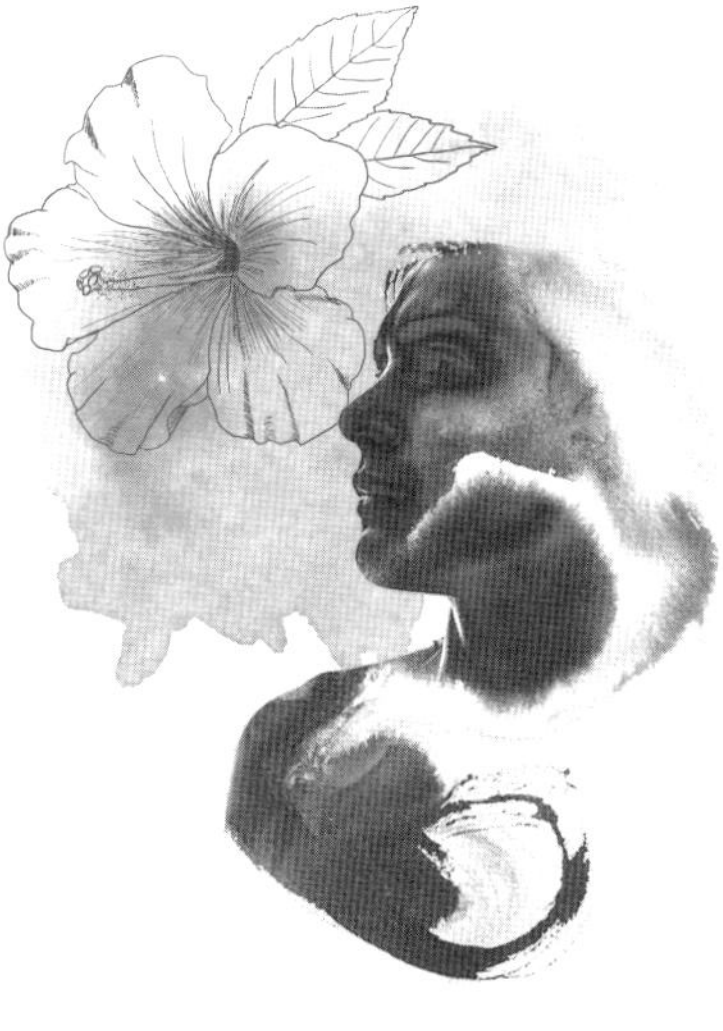

先月号で江戸時代の科学分野の偉人について記したが、懲りずに今度は私の故郷の偉人について記してみたい。私の故郷・奄美は奄美大島、徳之島、沖永良部島など大小の島々からなるが、これらの島々から出た偉人について書く理由は、先般、少し変わった講演依頼を受けたからである。それは外科医を対象とする研究会の中で奄美について文化講演をして欲しいというものであった。文化講演という名

の講演は初めてであるうえに、そもそも私は文化人ではないため躊躇した。奄美について酒の席で談笑し、また時にこの赤ページで言及することはあっても、高尚な場で公式に話したことはないからである（決して赤ページが高尚でない、と言っているわけではない）。しかし、これまでに奄美について学問的立場からきちんと調べたことは無いため、せっかくの機会を前向きに捉え、無謀と思いつつも引き受けることにした。その後、講演の準備のために調べていくうちに、明治以降、奄美から多くの方が本土に出て活躍していることを知った。また、奄美生まれではないが、奄美を活躍の舞台にした方の存在も知った。その中には直接的、間接的に私と接点のある方もおり、心弾む思いをしながらまとめた。

Ⅰ．山下《やました》　長《たけし》（1889〜1959、奄美大島出身）　オリンパス創業者

カメラや医療機器で世界をリードするオリンパスの創業者が奄美出身と知る人は少ないであろう。山下は現在の奄美市役所近くで生まれた。小学校3年の時、鹿児島の親戚を頼って島を離れたため、10年ほどの奄美生活であったが、奄美の血はしっかりとインプリントされていたようだ。その証拠に1957年には故郷への恩返しとして、私財を投じて奄美の後輩たちの奨学金制度「奄美奨学会」を設立している。京都の旧制三高を経て東京帝国大学に進み、弁護士になった。その後、貿易会社常盤商会に入社。この会社は同郷（鹿児島県）の明治の元勲、松方正義の五男、松方五郎が経営しており、山下家と松方家は縁戚であった。砂糖貿易で利益を上げた報奨として、常盤商会から出資を受け、顕微鏡の国産化を目指す高千穂製作所を創立した。明治以来、西洋医学とくに細菌学の発達に伴い、顕微鏡の需要は急増していたが、全てが外国製であったため、国産に拘った。ギリシャ神話で神々がいる場所とされるオリンポス山にちなみ、オリンパスを商標としたが、それには「世界に通用する製品を作る」という熱い思いが込められている。その思いは、1920年、初めての国産顕微鏡で実現した。その30年後には世界で初めて胃カメラを実用化した。亡くなられたのは私が3歳の時なので、私との接点はない。残念！

Ⅱ．保《たもつ》　直次《なおつぐ》（1916〜2012、徳之島出身）　鹿児島城山観光ホテル創業者

鹿児島の有名ホテルの創業者が徳之島の出身と知る人は少ないであろう。保は徳之島の井之川村で生まれ、地元の学校を卒業後、神戸に出て呉服屋で丁稚奉公をした。１９３９年中国に出征し、１９４６年鹿児島市に復員した。１９４８年戦災の焼け跡が残る鹿児島市で菓子屋を開業、１９６１年には鹿児島市の城山に城山観光ホテルを開業した。城山のホテル建設時には「西郷さんの聖地を壊すな」「自然を守れ」と激しい反対運動が起こったが、鹿児島の将来のためには、この地でのホテル開業が絶対必要と一歩も譲らず、苦難の末に開業に漕ぎつけた。先見性と独創的経営で城山観光グループを一代で1、000億円企業に育てた。その人柄については、鹿児島市の鮫島病院の鮫島潤先生が鹿児島市医報に書かれている。その鮫島病院に私の父が治療のため、徳之島から来院した時の事である。同郷と

言うことで父の見舞いに来た保氏ご本人に、３歳の私は抱っこしてもらったそうである。因みにその入院中に母の買い物に付いて行った私は、途中で迷子になり、交番で保護された。その際に警官から両親の名前を聞かれ、「森とうちゃんと森かあちゃん」と答えたそうであり、そのことを聞いた保さんは大笑いしたとのこと。郷土愛が強く、仁徳の人である。なお、第46代横綱朝潮は同じ村の出身者である。

Ⅲ. 操《みさお》 担道《たんどう》（１８９３〜１９９４、沖永良部出身） 九州大学医学部教授

九州大学の高名な教授が沖永良部出身と知る人は少ないであろう。操は１９４０年から１９５６年まで九州大学第一内科教授を務めた。海音寺潮五郎によると操家は沖永良部の名家で、父親の胆勁は１８６２年に沖永良部に流された西郷隆盛に、直接孟子や論語を学んだ。西郷が「敬天愛人」を発想したのはこの地と言われており、その薫陶を受けたかもしれない。胆勁は沖永良部の村長も務め息子が３名いる。長男の担春は鹿児島県師範学校を卒業後、郷里で教員をしていたが赤

痢により早世、次男の担水は医師になり岐阜県病院部長などを歴任した。三男の担道は鹿児島県立第二中学校、旧制七高から九州帝国大学医学部を卒業した。担道が島を離れたのは中学入学前と思われるが、その後も奄美への関心を強く持ち続け、アメリカ占領下での日本復帰運動を強く支援している。

私が学生時代の1976年ごろ、医学部図書館で文献をコピーしていた時のことである。背中が丸まったご老人が英語の本を持ってきて、私の後ろでコピーの順番待ちに並んだ。私はすぐにその方の本を預かり、コピーをして渡したところ、大変喜ばれて「ありがとう」と言って帰られた。それを離れた場所で見ていた方(司書さん?)が、「あの先生は操先生と言って、凄い先生なのよ」と教えてくれた。当時80歳を超えていたであろうが、真摯に学問に向き合い続けていることを知り、深く感動した。その時に沖永良部出身という事を知っていれば、有意義な話ができたと思うと、残念でならない。

Ⅳ. 田中《たなか》 一村《いっそん》（1908～1977、栃木県下都賀郡出身）日本画家

有名な孤高の画家が奄美を活躍の舞台に選んだことは嬉しい。一村の父は彫刻家で、一村が6歳時に東京に移った。18歳時に現在の東京芸術大学に入学、東山魁夷と同級であったが、数ヵ月で退学。その後、独学で画境を切り開いた。50歳時に奄美に移住するまで展覧会に出品し続けるも落選が多く、悲嘆の日々を過ごす。奄美では動植物を精密な写生と大胆な構図で描いた。現在の奄美市郊外の有屋地区にある国立療養所奄美和光園の官舎やその近くの一軒家に住んだ。私が小学校4年（1965年）の頃、有屋に絵の上手なおじさんがいるという噂があった。そこで夏休みに私と同級生3名で一村を訪ねたことがある。有屋は三方を山で囲まれた鄙びた地域であった。裏には山が迫り、前には小さな畠がある家に一村がいた。子供心に貧しそうと思った。遊びに来たと告げると、にっこりと笑ってくれた。上半身は裸でパンツ一丁の姿であったが、とても優しく温かい人と感じた。絵を見ることはできなかったが、出してくれたお菓子を食べながら、話を

した。どんな話だったか忘れたが。

田中一村作品集（ＮＨＫ出版）の大矢鞆音によると、和光園にはハンセン病の隔離に反対した医師らが勤務しており、彼らは医療の他に植物学、民俗学にも極めて造詣が深かったため、一村が奄美を深く知る上では絶好の環境だったようだ。１９７７年、69歳で息を引き取る。没後、画業がＮＨＫで放映され、全国的な反響を呼んだ。奄美パーク内に田中一村記念美術館がある。

他にも多くの偉人が出ている。飴菓子の味覚糖の創業者、山田酉吉（１９１６～１９８７、徳之島出身）、日本法曹界の先駆者で検事総長などを歴任した泉二《もとじ》新熊《しんくま》（１８７６～１９４７、奄美大島出身）、弁護士で衆院議員であり、和歌山県知事も歴任した金井正夫（１８９２～１９７９、奄美大島出身）、純文学作家で日本芸術院会員の島尾敏夫（１９１７～１９８６、福島県出身）など。金井正夫は現在、慶應義塾大学消化器内科主任教授の金井隆典先生の祖父にあたる。また、「死の棘」などを書いた島尾敏夫は鹿児島県立図書館奄美分館に勤務し、私の父と親しくしていたため、私の読書感想文などを読んでくれた。

故郷の偉人を知ると、誰しも大変嬉しく誇らしくなるであろう。奄美は地理的にも経済的にも、そして政治的にも特殊な立ち位置にあるが故に、その思いは一層強い。

18.

上には上が……

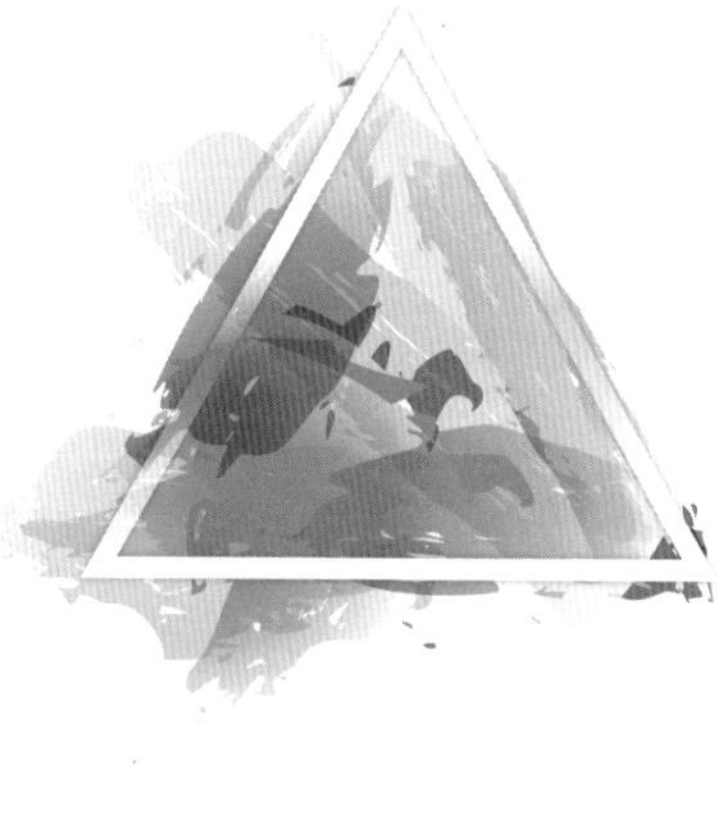

小学校時代、中学校時代、高校時代とそれぞれに上には上がいると感じる経験をしてきた。たとえば、高校時代の同級生に凄い人がいた。彼はラグビー部に所属し、毎日厳しい練習に明け暮れながらも、試験ではいつも最上位かそれに近い成績を残していた。彼の勉強方法は教科書やノートをただ見つめるだけである。諳んじたり、手書きをしたり、また単語カードを作成したりという、凡人にとっ

てはごく普通の作業を全くしない。しかも見つめるだけなので、短時間で終える。誠に羨ましい頭脳の持ち主であった。当然（？）のように最難関大学の最難関学部に合格した。

大学に入るとサッカーを通して上には上があると感じた。私は大学時代、中島衡さん（現 福岡大学教授）と一緒に医学部と本学の両方のサッカー部に所属していた。医学部と本学のチームの間には、練習量やサッカー経験の違いから歴然とした差があった。両者で対戦したことがあるが、5対0で医学部チームは負けた。医学部から見ると強い九州大学の本学サッカー部は時々、福岡大学や九州産業大学といった強豪大学と試合をすることがあった。相手は強豪だけに、九州大学戦では1軍選手は出場せず、2軍と3軍の混成選抜メンバーが相手をするのが常であった。それでも結果は3対0くらいで九州大学本学チームの負けである。もし1軍選手と試合をしたら、何点差になっていたであろう？　ある時、弱小の医学部チームから無謀にも福岡大学に試合を申し込んだことがあるが、「将来のお医者さんにけがをさせる訳にはいかない」などのもっともらしい理由で、丁寧に断られた。ところで九州では敵なしの福岡大学、九州産業大学であるが、これが全日本大学選手権になると、なかなか良い成績を残せない。１９５３年に第１回の全日本大学サッカー選手権大会が開催されているが、今日までの69回の成績を見ると福岡大学と九州産業大学はそれぞれベスト4に2回入っているので、決して弱いわけではない。しかし、決勝戦に進出した事はなく、筑波大学、早稲田大学、日本体育大学などの強豪チームとの間には歴然とした差がある。ところがそれら大学強豪チームも実業団チームには全く敵わない。実業団チームから発足したＪリーグには言わずもがなである。すなわち、弱い順に並べると、

　九大医学部＜九大本学＜福岡大学≒九州産業大学＜早稲田大学≒日本体育大学など＜実業団（ＪＦＬ）チーム≒Ｊ３＜Ｊ２＜Ｊ１

となる。さらに上を見てみる。最高レベルのＪリーグや海外のクラブチームで活

躍する選手から選抜された日本代表チームは、ワールドカップという世界最高レベルの大会に、ここ数回は連続出場できるほど強くなった。しかし、その戦績は十分とは言えず、ワールドカップでは予選突破に汲々とし、せいぜいベスト16留まりである。日本代表チームの上にはスペイン、ドイツ、アルゼンチン、イングランド、イタリアなどの強豪チームがいる。このように見ると、私たち医学部サッカーのレベルから世界最高のスペイン、ブラジルなどのチームに至るまでには、ものすごく長く果てしない道のりがあることが理解できる。そもそも医学部のサッカーレベルから世界を俯瞰するのもどうかという声が聞こえそうであるが、本当に上には上がいることを如実に実感できる。

海外に行った時にも上には上がいることを実感する事が少なからずある。私がアメリカ本土に初めて行ったのは約30年前の30歳代前半のころで、ボストンに留学するためであった。年齢的にやや遅い渡米だった。ニューヨーク経由でボストンに入ったが、12月末でニューヨークの空港は混雑していた。テレビなどで黒人や白人の大きさは分かっているつもりであったが、空港で行きかう男性は、皆異様に大きく見えた。身長も体重も半端ない。日本で力士を見た時の驚きと感動より、異様な大きさの外人を見た時のそれのほうが勝っていった。女性も負けず劣らず大きい。この体のサイズの違いだけでも上には上がいることを実感した。アメリカの大きなサイズは体格だけではない。オハイオ州立大学を訪れた時だった。異様に広い大学構内に、これまた異様に大きいスタジアムがある。古代ギリシャのスタジアムで見るような蹄鉄型のスタジアムで何と101、568人収容らしい。東京ドームの収容人員が55、000人、ヤフオクドームのそれが52、500人ということなので、その倍の収容人員である。これが大学の持ち物である事にも驚くが、オハイオ州立大学のアメリカンフットボールのホーム会場として使用される時には、ほぼ毎試合切符が売り切れる事にも驚く。アメリカの大学スポーツは全国的な組織の下で活動をしており、試合は有料で、グッズなども販売されている。まるで日本のプロスポーツと同様である。しかし、もちろんだが学生に報酬（年俸）が支払われることはない。ただコーチや専属のスタッフには報酬が支払われており、例えば同チームの監督の年報は約6億円だそうだ。凄い。何と比べれば良いか分からないが、上には上があることを実感する。さらに、同大学の体育館も圧倒的な存在感を誇る。形容が難しいが、大きな大きな箱状の建物に、その上からドーナッツ状チューブがはめ込まれたような形状、すなわち箱状の建物をチューブ状の建物が囲んだ形をしている。チューブ状の建物は一周400メートルのトラックとなっており、雨に濡れずに陸上競技の練習ができる。こんな凄い建物を一つの大学が所有していることに驚きを隠せない。

私は1982年から5年近く、大学院生・助手として九州大学の第二病理学教室で勉強させていただいた。当時の恩師は遠城寺宗知教授で、軟部腫瘍と消化器疾患の病理学者として高名であった。ある時、難治性胃潰瘍のために手術された

69歳女性の胃の標本を鏡検されていたが、病変は胃潰瘍を囲むように弾性線維が異常に増殖する稀なものであった。遠城寺先生はそれをご覧になってすぐに、担当者に「この患者さんの後背部を調べるよう主治医に連絡して欲しい」と指示された。担当者は何で胃の病変で後背部？と訝りながら主治医に連絡したところ、何と両側後背部に腫瘤があるとのこと。片側の腫瘤について病理検査を行ったところ、弾性線維が増殖して腫瘤を形成する背部弾性線維腫（elastofibroma dorsi）という病変で、肩甲骨下に好発するものであった。同じ組織像を持つ病変が胃にもできていたのである（すなわち胃にできた弾性線維腫）。胃病変と後背部病変の因果関係は今もって分かっていないと思うが、それが後背部に好発する病変であることから、調べるように指示されたと思う。それにしても凄いと感動した。胃と後背部に同時に発生した症例は世界初であったため、遠城寺先生は自らAmerican Journal of Surgical Pathology誌に症例報告された。症例報告は若手がするものと思っていたので、教授自らが執筆し投稿されたことにも感激した。さらに腹腔内に再発した平滑筋肉腫の患者さんの標本を観ておられた時のことである。患者さんの名前を確認されることなく、これは「……さんだろう」とおっしゃり、その通りだったので、驚愕したことがある。初発の平滑筋肉腫の組織像と瓜二つだったために、今回の標本を観て患者さんの名前が分かったとおっしゃっていたが、日に数百例も鏡検している中で、果たして個々の患者さんの組織像と患者名を覚えられるのであろうか？　脱帽するばかりであった。そう言えば、世界で初めて外科病理学の教科書を出版されたAckerman教授が来福された時のことを思い出した。Ackerman教授は遠城寺先生のことを「His head is like a computer.」とおっしゃっていた。天才は天才を知るということだろうか。偉大な遠城寺教授と比較するなどもってのほかであるが、上には上がいることをしっかりと実感した経験だったため紹介させていただいた。

かくのごとく、上には上がいることを実感する機会を持てるのは、大変幸せなことである。自分自身の成長に繋がる糧を見出す側面があるからである。感謝！

19.

百人一首に思う古の奈良

私は２００８年から約10年余り大阪大学でお世話になったが、在阪時、休日を利用して奈良や京都を訪ねることが楽しみだった。高速を利用すれば、どちらも1時間以内で行き着く距離であったのが幸いした。私は奈良が好きで、特に日本の成り立ちに関係の深い明日香村や橿原市の辺りに興味を抱き、数回訪れた。大化の改新以前、蘇我蝦夷と蘇我入鹿の親子が邸宅を構えていたという甘樫丘に立

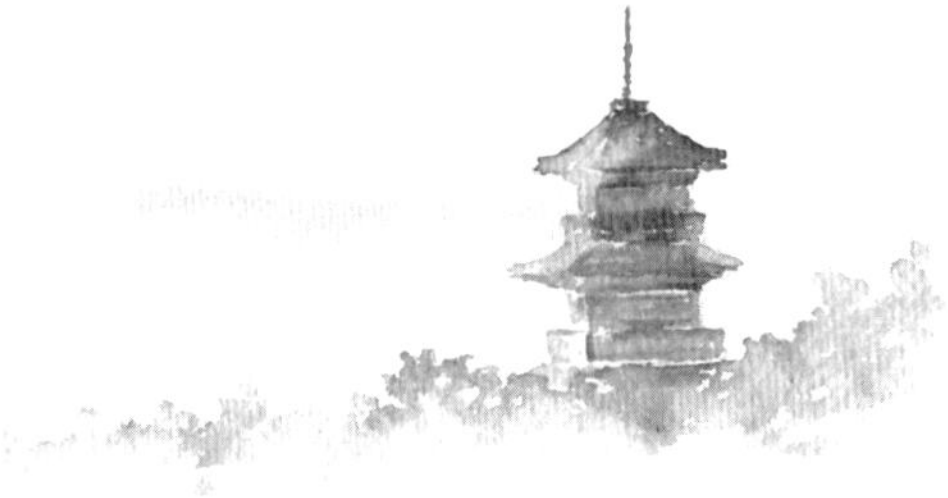

ち、東西南北を見渡しながら当時に思いを巡らすのは至福の時であった。万葉集や百人一首に載った歌が、何処でどのような思いで詠まれたかを想像するのも好きである。百人一首は、飛鳥時代から鎌倉時代初期までの代表的な歌人の和歌を、藤原定家（1162〜1241）が一人一首ずつ、合計百首撰んだ秀歌撰である。これに撰ばれた歌に詠まれた奈良の土地を訪ねた経験から、今回はいくつかの歌とその背景について記したい。

「春過ぎて夏来るらし白妙の衣ほしたり天の香具山」

この歌は持統天皇（645〜702）の歌である。日本人であれば一度は諳んじて口ずさんだことがあろう。持統天皇が天の香具山を望んで、夏の到来を詠んだ歌である。山の新緑、干してある白い衣、それに加えておそらくは真っ青な空という鮮やかな色彩の対比が、初夏の瑞々しさを連想させる。持統天皇は大化の改新の主人公である中大兄皇子（天智天皇）の娘で、天武天皇の妃であるが、天武天皇の死後、第41代天皇（女帝）となり、藤原京を造営して694年に飛鳥から藤原に遷都している。天武天皇とは深い愛情で結ばれた夫婦として知られ、明日香村の野口王墓に合葬されている。その王墓は藤原京の南方の中軸線上という意味深な所にある。あまり知られていないが、藤原京は平城京、平安京を凌ぐ古代最大の都であり、東西5・3km、南北4・8kmの範囲にわたっている。ここでは大宝律令が制定され貨幣も発行されて中央集権国家が確立された。また、初めて「日本」という国号を使用したのも藤原京を発した遣唐使であったとされる。持統天皇は藤原京への遷都までは飛鳥京で暮らしていたと思われる。香具山は藤原京の大極殿からは東に見え、飛鳥京の浄海原宮からは北に見える。それではこの歌は藤原京から見た景色であろうか、あるいは飛鳥京から見た景色であろうか？この様な疑問を持つ人は少なからずいるようで、例えば歌人で精神科医の斎藤茂吉氏は藤原京から見た景色、歌人で国文学者の土屋文明氏は飛鳥京から見た景色と意見が分かれている。尾崎富義著の『万葉集を知る事典』（東京堂出版）によると

「一首はいつの詠作とも知れないが、藤原の宮完成前の数度にわたる新都視察のおりではなかっただろうか。」と記載されており、藤原京から見たとも飛鳥京から見たともとれる。藤原京跡の北にある池のほとりにこの歌の歌碑が立っているので、その歌碑を建立した方々は藤原京から眺めた景色を歌にしたと考えているのであろう。いずれにしても、この様な歌が詠まれた場所や、その時々の作者の心境を慮ると、古代に吸い込まれる気がして、心地良い。

「天の原ふりさけみれは春日なる三笠のやまに出し月かも」

言わずと知れた安倍仲麻呂（698〜770）の歌である。百人一首の中では、唯一外国で詠まれた歌である。仲麻呂は大和国に生まれ、若くから優れた学才を現していた。その学才が見込まれ、16歳の時に遣唐使に従って留学生として唐に渡った。唐では時の玄宗皇帝に気に入られ、外国人としては異例の科挙試験合格を果たしている。そのため高位の役人となり、50年以上皇帝に仕えた。この間、皇帝の信任の厚い仲麻呂は734年には玄宗の子儀王の友に任じられている。何度も帰国を申し出るも、その優秀さ故、なかなか許可が下りず、ようやく渡唐して36年後に帰国を許された。しかし、帰国の途中で船が難破して引き返したため、結局彼の地で72歳で没した。帰国を試みた同じ船団に鑑真もいたが、暴風雨にも関わらず鑑真一行は日本にたどり着き、他方で仲麻呂一行は難破し、日本にたどり着けなかった。運命のいたずらと言うべきか。古今集の詞書によれば、この歌はようやく帰国を許されて、明州（揚子江下流付近の現在の寧波市）で送別の宴が催された時に詠まれたということである。「天を仰ぎ見ると美しい月が昇っている。あの月は、はるか昔、唐に渡る時にお参りした春日大社の裏にある三笠山に昇っていたのと同じ月だ。懐かしい、ようやく帰れるなあ」という意味とされる。ようやく帰国できるというわくわくとした思いを、周囲の人々に遠慮してか、殊に控えめに表現したように思うが、如何であろうか。唐の詩人の李白や王維と親交があったとされ、仲麻呂が難破して逝去したという報を受けた李白は大いに悲しみ、仲麻呂を哭すという内容の詩を作った。ただ、後に生存していることが分かったので、笑い話になったかもしれない（李白はその事を知らぬままだったという説もあるが）。春日は現在の奈良公園から春日神社のあたりと思われるが、三笠山は春日大社の裏手にある御蓋山《みかさやま》のことである。仲麻呂らの遣唐使の一行が航海の無事を祈る祭祀をおこなったのが、三笠山（御蓋山）の南麓で、今の奈良公園近辺だったと思われる。そこからだと山容をよく把握できる。歌にある思いを馳せた山は、その時に見た山だったに違いないと勝手に想像している。

「ちはやぶる神代も聞かず竜田川からくれないに水くくるとは」

これは在原業平（825〜880）の歌である。この歌をパロディ化した「千早振る」は古今亭志ん生が得意とした落語の演目で、大変に面白い。在原業平は藤原氏の権力のため、生涯不遇であったとされる。しかし、平安時代前期の勅撰和歌集である古今和歌集の序文に記された六人の代表的な歌人（六歌仙）の一人に数えられ、伊勢物語の主人公とも考えられており、文化的な足跡はしっかりと残している。現在、日経新聞の夕刊で高樹のぶ子氏が彼を主人公とした「業平」を連載中である。ところで歌に詠まれた竜田川は奈良県生駒郡にある竜田山のほとりを流れる川で、北から南へ下り飛鳥川などと合流し、大和川となって大阪湾に注ぐ。大阪から奈良へ向かう際、第二阪奈有料道路をしばしば利用するが、阪奈トンネルを抜けてしばらく走ると、道路脇に竜田川と書かれた標識がある。最初にこれを見つけた時には、「これがあの歌に詠まれた竜田川か」と感激したものである。付近は昔から紅葉の名所として知られている。古今和歌集には屏風に描かれた竜田川に紅葉が流れている様子を題材に詠んだ歌と但し書きがあり、実際に竜田川に行って詠んだ歌ではないようだ。天皇のお后になった、かつての恋人（藤原高子）に屏風に載せる歌を頼まれて詠んだ歌とも言われる。そのため、「燃える思いが、激しい水の流れを真っ赤に染め上げてしまうほど、今でも貴方を慕っています」という意味とロマンチックに考える節もある。他方で伊勢物語には竜田川に出かけて実際に景色を見て詠んだ歌と書かれている。もし実際に行っていたのであれば、竜田川のどの辺りを描写したのであろうか？　詳細は不明であるが、奈良盆地の西側を北から南に流れ、角度を大阪湾に向かって西に変える辺りの景色を意識したものに違いない。能因法師（988〜1050）による歌、「嵐吹く三室の山のもみぢ葉は竜田の川の錦なりけり」（山から吹き下ろす強い風で三室山の紅葉が吹き散らされて、竜田川の水面は錦のように美しくなっている）も竜田川を題材として百人一首に取り上げられている。紅葉の美しい時期に竜田川沿いを散策すると、自然にこれらの歌が思い浮かばれ、古に思いを寄せることになる。

百人一首や万葉集の歌は、古の日本を映し出す、世界的にも価値ある文化遺産である。1000年以上前に詠まれた歌を通して、時空を超えて共通した価値観を見出し得ることに、日本人としての矜持とありがたさを感じる。

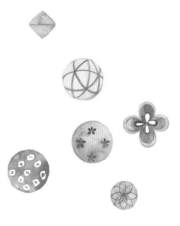

20.

童謡は奥深い

「ウサギおいしかの山　小鮒釣りしかの川」。誰もが知っている童謡「故郷」の歌詞である。文学の知識や国語力の欠如によるものだが、これを何気なく聞いていた幼いころ、世の中にはウサギを食べている人がいるのかと不思議に思ったことがある。左様な事はさておき、童謡は懐かしいメロディーと純朴な歌詞ゆえに、多くの人に愛されてきた。しかし、昨今は小学校の音楽の時間に童謡を学習する時間が減っていると聞く。そもそも中心となって活躍する先生が若い世代になっており、彼ら自身が童謡に親しむ機会に十分恵まれてこなかったからであろうか。斯様な訳で童謡は存続の危機にある。他方で、童謡の歌詞は急速な時代背景の変化により、現在の若い人には理解しにくくなっているため、歌い継がれなくなっている可能性もある。そこで平成から令和に変わったこの時期に、はなはだ僭越であるが童謡を永久に残すべく、私が童謡を口ずさんで「おや？」と思ったり、誤解していた点について概説し、少しでも童謡が正しく歌い継がれることに寄与できればと思う。今回は主に四季に関する代表的な童謡を取り上げたい。

まずは春の歌「春よ来い」。「春よ来い早く来いあるきはじめたみいちゃんが　赤い鼻緒のじょじょはいて　おんもへ出たいと待っている」。「じょじょ」、「おんも」は正確には何であろうか？　何となく分かる気もするが、正確かというと不安になる。この歌は大正時代に相馬御風（1883〜1950）により作られ、彼の長女がモデルとされる。「じょじょ」は草履、「おんも」はお外のことらしく、幼い長女が使う言葉を歌詞に取り入れてできた童謡のようだ。流石に幼児語をすぐには理解できまいが、小さい子供を中心とした温かな家族の雰囲気は十分に理解できる。作者は幼子の目を通して、雪に閉ざされる越後の長い冬の中にあって、春を待ち望む人々の心密かな期待を伝えたかったのであろうか。もう一つ春の歌として卒業式で歌われる「仰げば尊し」を取り上げたい。「仰げば尊し　わが師の恩教えの庭にも　はや幾年　思えばいととし　この年月　今こそわかれめ　いざさらば」。「蛍の光」と並んで昔の卒業式の定番曲である。歌詞の「いととし」について、「いと」の意味は分からないが、「とし」は「年」と思っていた。しかし、これを漢字で書くと「いと疾し」で、「疾し」は、速い・早いを意味する古語との事。「いと」は「とても」の意味という。なるほど、完全に納得。「わかれめ」の「め」は、意志を表す助動詞「む」の已然形らしく、さらに「こそ」は強調の係助詞らしい。よってこの文は「別れるのはつらいけど、さあ別れよう」という前向きな意思が表現されているということだ。男女の別れの際に使うと明るく分かれられるかもしれない。もっと古語を勉強しておけば良かった、残念！

次は夏を連想させる歌「われは海の子」。「われは海の子白波の　さわぐいそべの松原に　煙たなびくとまやこそ　わがなつかしき住家なれ」。多くの方はこの1番はご存知と思う。「とまや」は苫《とま》で屋根を葺いた家とされているが、苫《とま》とは何ぞや？　それは菅《すげ》や茅《ちがや》などの植物を編んで、粗く織ったむしろのようなものである。ところでこの歌をネットで調べると4番以降は削除されている事が多い。しかし、この歌をこよなく愛する人たちの間では4番の歌詞が秀逸とささやかれているようだ。「丈余《じょうよ》の櫓櫂《ろかい》　操《あやつ》りて　行手《ゆくて》定めぬ　浪《なみ》まくら　百尋千《ももひろち》尋《ひろ》　海の底遊びなれたる　庭広し」　う～む、難しい。丈余《じょうよ》とは約3メートルの長さを指す。櫓櫂は和船を漕ぐ道具。ここまでは分かる。さて、百尋千尋の尋とは何ぞや？それは長さの単位らしく、一尋は左右に広げ延ばした両手先の間の長さ（約1・8

メートル）らしい。そこで百尋千尋とはとても深いという意味になり、なるほど情景を思い浮かべることができるようになる。この歌は1914年の文部省唱歌で、鹿児島市加治屋町出身の宮原晃一郎（1882〜1945）の作詞である。加治屋町と言えば西郷隆盛や大久保利通など明治維新の立役者を多数輩出した町で、少なからず西郷どんの影響を受けたことであろう。鹿児島市の祇園之洲公園には歌碑が建てられている。

さて、次は秋の歌「紅葉《もみじ》」。「秋の夕日に照る山もみじ　濃いも薄いも数ある中に……」はよく歌われている1911年の文部省唱歌。二番の歌詞「たにの流に散り浮くもみじ　波にゆられてはなれて寄って　赤や黄色の色さまざまに　水の上にも織る錦」。これはいみじくも以前記した在原業平（825〜880）の和歌「ちはやぶる神代も知らず竜田川　花紅に色くくるとは」や能因法師（988〜1050）の和歌「嵐吹く三室の山のもみぢ葉は　竜田の川の錦なりけり」によく似ている。紅葉が川面を埋め尽くし、錦のように見えるという美的で切ない心情は、1000年前の人々も同じだったということであろう。ところで「たにの流れに……」の「たに」であるが、これは「谷」ではなく「渓」らしい。両者の違いは？　調べてみると「渓」は二つの山に囲まれたところにある川のことを指し、「谷」は地表にある細長いくぼ地の川を指す。という事は二番の歌詞の「渓の流れに……」は山間部を流れる川を想像しなければならず、在原業平や能因法師が謳った平地を流れる竜田川のような情景ではない（大勢に影響はないが）。もう一つ秋の歌「里の秋」について。「静かな静かな里の秋　お背戸に木の実の落ちる夜は　ああ母さんとただ二人　栗の実煮てますいろりばた」。この歌が物悲しいのは「もみじ」など他の秋の童謡とは異なり、太平洋戦争時に、外地にいる父親の無事を祈ったものだからだろう。1945年にラジオ番組で放送された。ところで「お背戸」とは？　一般的には家の裏口や裏手の引き戸のことらしいが、異なる解釈をしている方もいる。それによると「背戸」は引き戸ではなく「背戸の山」のことで、家の後ろの屋敷林を意味する。以前より農村地帯では「背戸の山」と前畑（家の前の畑）」を大切にしており、「前畑」が母親をイメージし、「背戸の山」は父親をイメージしていると解釈している。その様な解釈が裏の屋敷林に木の実の落ちる夜は、出征した父親のことが思い浮かぶということに繋がるというのである。う〜む、奥深い！

最後は冬の歌「たき火」。「垣根の垣根の曲がり角　たき火だたき火だ落葉たきあたろうか　あたろうよ　北風ピープーふいている」。私は奄美大島育ちなので、子供の時には雪を見たことがない。それもあって「雪、冬景色、雪山賛歌」などの童謡より「たき火」が好きだ。奄美でも冬は結構寒く、たまにたき火をすることもあった。この歌詞には理解しづらい点はない。ただ二番の歌詞の最後の方にある「しもやけ　おててが　もうかゆい」は、しもやけを見ることがなくなった今の時代には通用しなくなっているのではなかろうか。この歌は１９４１年に

ＮＨＫで放送され全国に広まった。作詞者の巽聖歌（１９０５～１９７３）は、岩手県出身だが、作詞当時は東京都中野区に住んでいたため、昭和58年に普段散歩していた垣根沿いに、「たき火」の歌発祥の地を示す札が建てられた。たき火の楽しみの一つは焼き芋を作ることであるが、今ではこの様な事をしていると不審者扱いされるに違いない。水をたっぷり入れたバケツを傍に置きながら、用心してたき火をするのもいささか興ざめである。歌が作られてやがて80年になるので、これも時代の変遷と捉えるしかない。それにしても懐かしくも寂しいものだ。

私にとって思い出深い童謡を、主に四季にまつわる観点から取り上げた。他にも「お正月、シャボン玉、四季の歌……」などなど、思いの強い歌がいくつもある。これらの童謡は日本の原風景を移す鏡とも言えるが、時代の流れは想像以上に早く、われわれの世代が原風景と考えるそれは、令和の時代には消滅するかもしれない。そんな危機感を抱くがために、せめて童謡を歌い繋ぐことで、日本人の故郷や四季、家族を大事にする心を子々孫々と繋いでいきたいものだ。

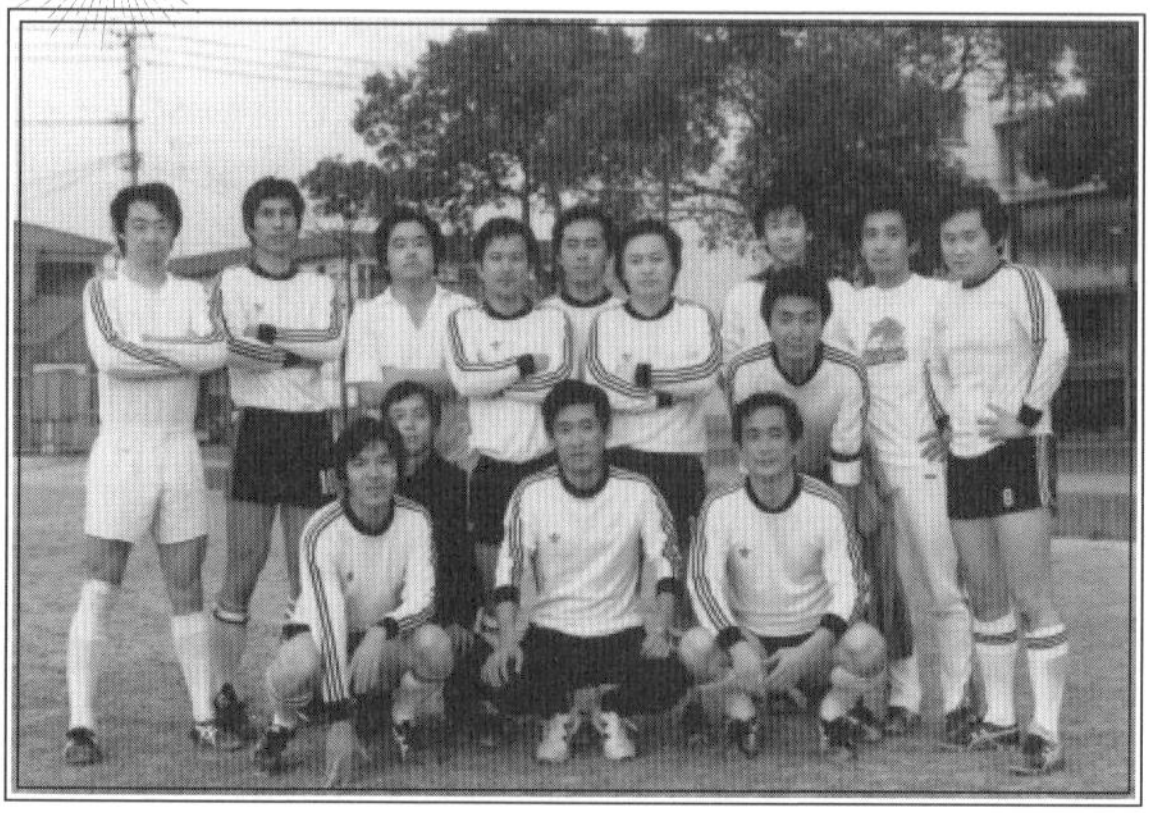

九大医局対抗サッカー試合での第二外科の選手

前列左より光冨、上尾、竹中
中列左より福田、森、古田、古森、
後列左より安達、園田、宮ケ原、田村、小江、松浦、桑野
（1985年頃医学部運動場にて）

21.
科学研究費の昨今

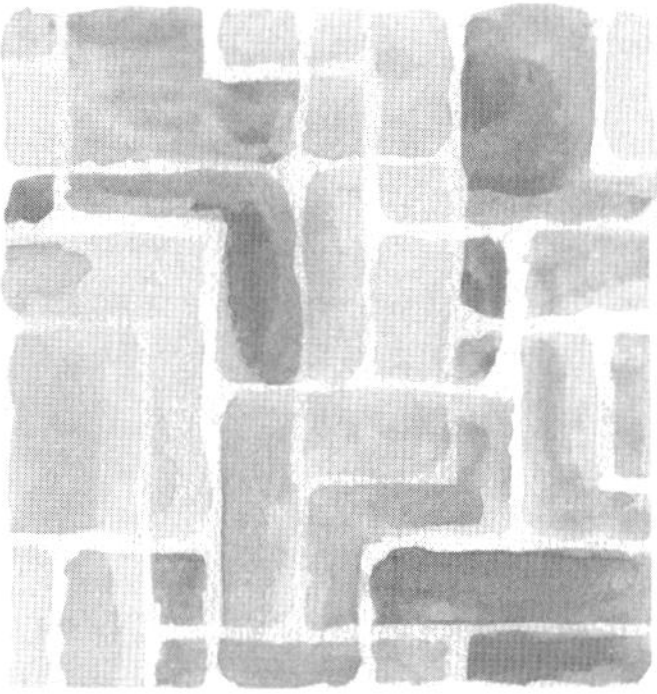

大学や研究所で研究を行うためにはお金（科学研究費）が要る。臨床に携わる医師も含めて、研究を行おうとする者は科学研究費（科研費）を獲得しなければならない。以前から米国では公的な研究費獲得の制度がきちんと成立しており、私の留学時には申請書類の書き方から実際に申請をして、採択されるまでをつぶさに観察する機会に恵まれ、「凄いシステム」と感嘆したものである。申請書類には目

的から始まり、導き出される研究成果に至るまで、相当の理論武装が必要で、しかも実際に必要な経費まで細かく正確に記載しなければならない。書類審査を突破してヒヤリングの段になると、プレゼンの練習も半端ない。陽気なアメリカ人であっても、その時だけは必死さが伝わってくる。そのような難関を突破して獲得した研究費により、研究室のラニングコストのみならず、人件費まで支給されるので、死に物狂いになるのは当然である。

他方で、日本の特に臨床の教室では、科研費獲得への意欲が、さほど高くなかった。それは、臨床教室では、製薬企業などから奨学寄附金の名目で研究費の原資が得られるような仕組みがあったためと思われる。しかし、製薬業界の締め付けやＣＯＩの問題など、昨今の様々な理由で、奨学寄附金の額は年々細っており、臨床教室でも科研費の重みが急速に、そして格段に増している。

この様な状況を踏まえ、今回は自分自身の経験をもとに、我が国における科研費に対する思いを記す。その前に国の科研費の概要を説明する。国の科研費を含む公的研究費の制度は文科省や厚労省をはじめ、幾つかの省庁が有している。大学に最も関係の深い文科省について見ると、科研費は、学問の全ての分野にわたり、基礎から応用までのあらゆる学術研究を格段に発展させることを目的とする競争的研究資金とされている。ピアレビューと呼ばれる厳粛な審査を経て、独創的・先駆的な研究に対する助成を行っている。特別推進研究、新学術領域研究、基盤研究（S）、基盤研究（A、B、C）、若手研究などの項目が設けられている。これらは主に研究者からのボトムアップ的な申請システムであるが、文部科学省が重要な分野、領域、問題点をトップダウン型で提示し、国を代表するような研究者に競争的に配分するシステムも存在し、これは科学技術振興機構が文部科学省の委託を受けて管理している。これには戦略的創造研究推進事業（CREST）や創造科学技術推進事業（ERATO）などの大型の種目があり、それを獲得することは超一流の研究者への仲間入りを意味する。他方で、従来の縦割り行政の批判を受けて、省庁間で重複する分野については共同で管理する仕組みも発足している。たとえば、医学分野では文科省、厚労省、経産省の医学関係の財源をもとに、日本医療研究開発機構（ＡＭＥＤ）が創設された。

さて、自身の事に触れたい。私は昭和55年（１９８０年）に九州大学を卒業し、当時の第二外科（井口潔教授）に入局した。それから今日に至るまで、いくつかの施設で外科医として診療・教育に関わる一方、癌の研究者として活動させていただいており、科研費の重要性は大いに認識している。

そもそも臨床医にとって科研費は馴染みが薄い。臨床医が科研費に直面する機会は、基礎研究者に比べて大変遅いのが理由かもしれない。臨床医の場合、大学卒業後に数年にわたる臨床修練が必要であり、その後の大学院を経て、ようやくスタッフ（常勤）に採用される。スタッフに採用されるまでは科研費を意識することは全くと言っていいほどない。私の場合、最初に直面したのは卒業後7年経った頃である。外科医としての臨床修練と病理学教室での大学院生活を経て、九州大学第二外科に助手として採用された時である。それまでは研究に使用する器具代、免疫染色用の抗体代、フィルム代など必要なものはすべて、教授や先輩が用意してくれるものと思っていたが、この時に初めて、これらは自らが動いて得られた研究費で賄わなければならないことを知った。

兎にも角にも科研費を取得しなければならない。しかし、新参者の私にとっては科研費の取得とは一体どのようにすれば成し得るのか、皆目見当が付かなかった。今のように教室として、学部として、あるいは大学として科研費取得対策がとられている時代とは違う。そこで獲得に成功した先輩スタッフに話を聞いてみた。結論として感じたことは、まずはタイトルが重要、次に実績が重要、そして研究内容と実施計画が重要というものであった。その時点までに、英文原著論文が数編程度の実績はあった。そこで、これまでの研究を踏襲しつつ、さらに発展する形にして申請すれば、うまく行くかもしれないと考えた。当時、膵臓癌では神経浸潤が問題になっていたが、直腸癌ではリンパ節転移や肝臓・肺などへの転移が問題視され、神経浸潤への関心は低かった。しかし、実際に切除標本を検索すると、神経浸潤は思いのほか多いことが分かった。そこで、どのようなタイプで神経浸潤が多いかを調べれば、直腸癌手術の際に神経温存手術が適切に行えるかの指標になると考え、このテーマで申請することにした。その結果、初めての申請は無事に認められ、自分の名前で科研費がいただけることになった。その時の喜びは今でも鮮明に覚えている。それからというもの、研究費の使用に関しては無駄をいかに省くかを真剣に考えるようになった。やはり自分で苦労しないと、若い研究者にいくら節約を叫んでみても効果はあがらない。そのため、今では申請資格を有する全員に科研費申請を義務付けている。そうすることで、実際にどの程度自分の研究に費用がかかるのかを把握できるようになる。

歳を経るにしたがい、審査する側の依頼を受ける機会が多くなった。その中で平成16年からは日本学術振興会学術システム研究センターの専門研究員を拝命した。この役目にはいくつかの重要な仕事があったが、なかでも科研費の審査員を適切に決めていくのは最も大切な仕事であった。審査員の個人的な業績、専門分野、過去の科研費取得状況などのデータがインプットされており、それを踏まえて審査員を選ぶ仕事である。このような客観的な判断材料を供するシステムを作られた関係の皆様には心から敬意を表する。なぜならばこのシステムにより、客観的で公平な審査員の選任が可能となったからである。それまでは審査員は学会から推薦される仕組みであったが、その中には本人が一度も科研費を取得した実績がない方が少なからず含まれていた。自分が申請をしたことがない方が、審査を適切にできるとは考えにくい。このシステムはこのような疑念を払拭するのに役立った。

最近、ノーベル賞受賞者が続いている日本であるが、将来は決して明るくない。それは他国に比し、研究費の総額の伸びが極端に抑制されているからである。日本の将来は科学技術振興にかかっており、それには研究が必須である。その研究の原資が先細りしている現状を何とか改善すべく、日本学術会議や日本医学会連合で討議を重ねている。若い研究者が自由な発想で伸び伸びと研究できる環境を提供できるようにしたいものだ。研究には無駄も必要であることを国民にも認識して欲しい。無駄から大きな成果が得られることがあることは、これまでのノーベル賞が示している。なお、本稿の主旨は日本学術振興会の「私と科研費」に掲載されていることをお断りする。

22.

意外（？）な文化都市・大阪

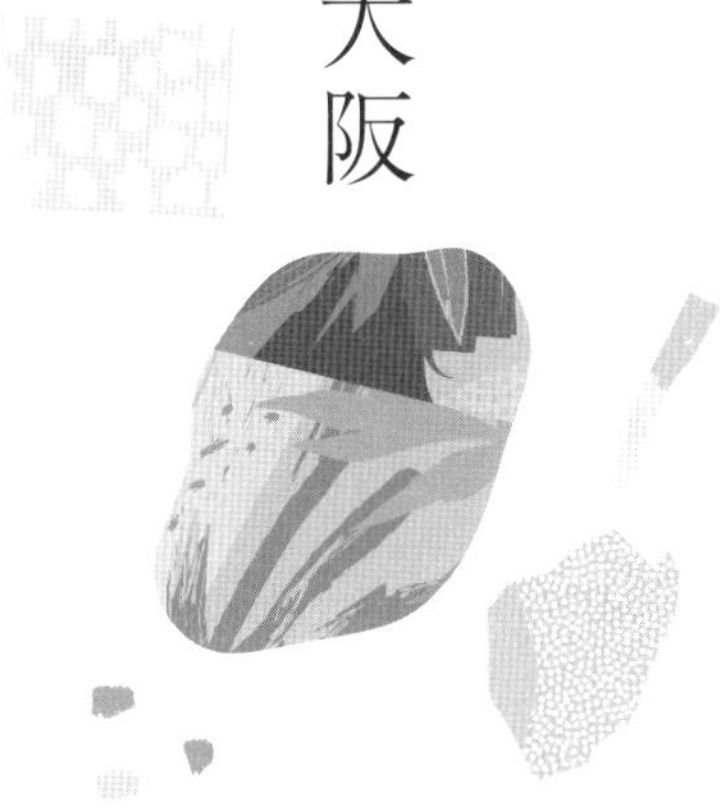

２００８年４月から２０１８年９月まで大阪大学に勤務させて頂いた。九州で生まれ育ったため大阪は馴染みがなかった。京都や奈良は歴史の香り高く、観光都市として認知されているが、大阪はどうであろうか？　大阪城は誰でも知っているが、それ以外の歴史関連というとピンとこない。結果的に10年以上大阪に住むことになったものの、この間も大阪に関する知識は増えずにいた。そのためか、

昨年、天王寺区上本町にある大阪国際交流センターで会議があった際に、突然梅田まで歩きながら歴史的な物を探したい衝動にかられた。スマホで調べると多くが出てくるであろうが、スマホに頼らず自らの足で歩ける範囲にある物を見つけることにした。梅田までの7㎞を同僚と一緒に歩きだした。大阪国際交流センターを出て直ぐに左折し、上町筋沿いに歩き始めた。

大阪の街は基本的に碁盤の目状になっており、南北方向の大通りを筋《すじ》、東西方向の大通りを通《とおり》と呼ぶ。一番有名な筋は御堂筋であるが、これは大阪の梅田と難波という二大拠点を南北に結ぶ筋で、おしゃれな店が軒を連ねている。御堂筋から東に向かって順に、堺筋、松屋町筋、谷町筋、上町筋、逆に西には四ツ橋筋があり、その他にも多くの筋がある。因みに「たにまち」という言葉は、ひいきにしている力士や芸能人などの援助者となっている人物のことを指すが、力士に対して援助を行っていた谷町6丁目在住の医師　薄　恕一《すすきじょいち》や谷町7丁目在住の医師萩谷義則らのその様な行いから、彼らが居住していた「谷町」が「たにまち」として使用されることになったらしい。通は北から順に本町通、中央大通、長堀通、千日前通など多数の通が存在する。

さて、話を元に戻そう。大阪国際交流センターを出て上本町6丁目交差点を過ぎ、上本町5丁目交差点を渡った左手に誓願寺というお寺があるが、その入り口に「井原西鶴、中井一族墓所」の案内があり驚いた。中井一族は知らないが井原西鶴は日本史で覚えた名前だ。これはお参りしなくてはと思い、参ることにした（写真）。井原西鶴（1642〜

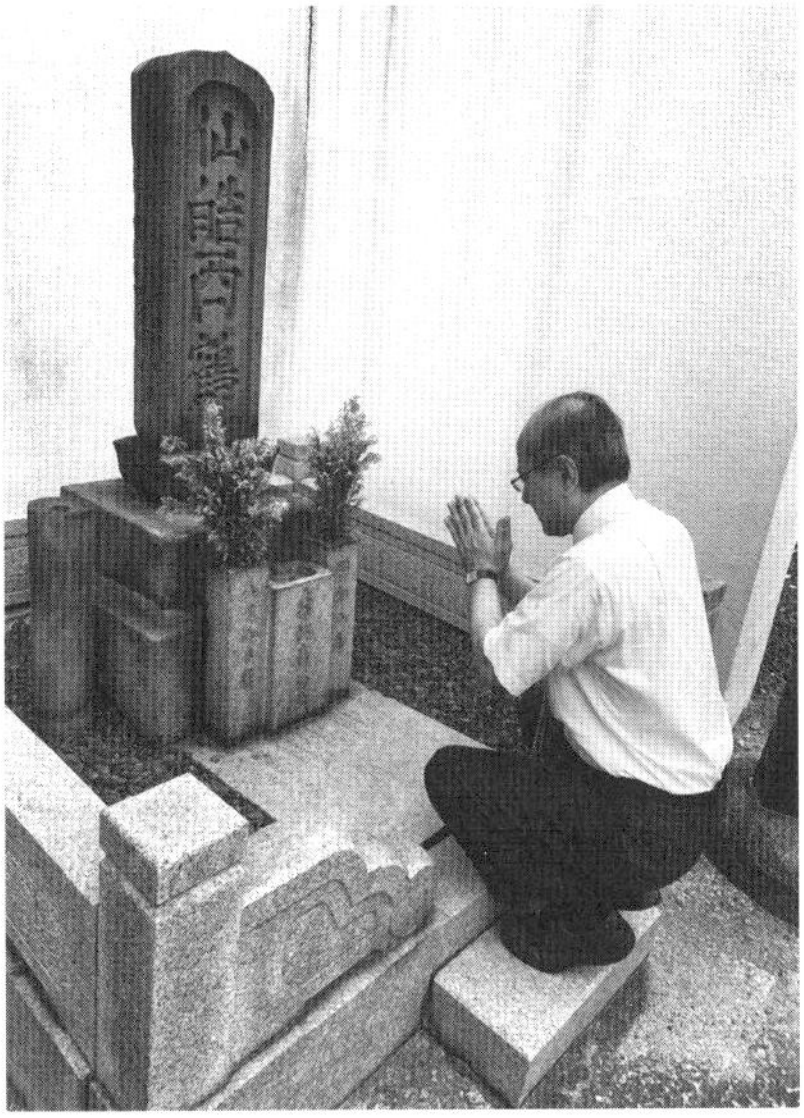

1693）は江戸時代の中で最も文化的に発展した寛文から元禄時代に活躍した浮世草子・人形浄瑠璃作者である。浮世には世間一般という意味と、色事、好色といった意味が、他方、草子には絵入りの通俗的な読み物の意味があり、井原西鶴の「好色一代男」以降の一連の作品を、それまでの仮名草子とは区別して浮世草子と呼んでいる。今回はスマホを使用しないと決めたにも関わらず、井原西鶴についいて詳しく知りたくて、ついスマホで調べながら感慨に耽っていると、墓所を清掃していたおじさんが、「近松さんのお墓もすぐ近くにあるで」と言う。「近松さんて誰？」と問うと、「近松の門ちゃんや、近松門左衛門のことや」とのたまう。歴史教科書で聞き覚えた名前が出たことに驚き、すぐ裏の近松門左衛門のお墓にも参った。お墓は正覚寺の隣のガソリンスタンドの脇にひっそりとたたずんでおり、以前は法妙寺というお寺があった所らしい。ただ尼崎市の広済寺にもお墓があるらしく、どちらが本物かという論争があるようだ。近松門左衛門（1653〜1725）は、元禄時代に活躍した浄瑠璃と歌舞伎の作者で、「曾根崎心中」「女殺油地獄」などで知られる。西鶴は門左衛門より11歳年上であるが、二人はライバル関係にあったようだ。西鶴は門左衛門の浄瑠璃を見た観客たちの評判をすごく気にしていたらしい。因みに二人は天和3年（1683）に起こった密通・処刑事件を題材に、それぞれ作品を創作している（むつさとしのブログによる）。同じ事件を扱っていながら、主人公の描出は全く異なっており、門左衛門は楽天的で情熱的な女性として、他方で西鶴は倹約に励む働き者として描いており、二人の強いライバル意識が見て取れる。

さて、スマホ制限の呪縛を解いて、界隈に面白い場所がないかを探索しながら歩いていると、直木三十五記念館があることを発見。上町筋に沿って北上し、上本町3丁目で左折して谷町筋に出る。そこを少し過ぎた所を右折すると記念館に着いた。直木三十五は直木賞にその名を残す文筆家で、大阪市に生まれ、大正末期から昭和初期にかけて活躍した作家である。「南国太平記」を著して好評を博したが43歳で死去した。その翌年、友人の菊池寛により芥川賞と同時に直木賞が制定されたため、名前が知られることになった。この記念館は市民の力で建てられ、直木の母校跡近くにある。生家は西側の安堂町にあり、直木三十五文学碑が建っている。なお前述の「たにまち」の薄恕一は、直木の面倒を彼が幼少の頃からみており、学費のために自身の病院でアルバイトさせたり、小学校の代用教員の職を紹介したりしている。人気があってもなくても、「これは！」と思う若者に援助する薄は、真の「たにまち」と言えるのではなかろうか。ここで薄と直木がつながるとは何という奇遇だろう。

スマホ検索を続けると松尾芭蕉の終焉の地も近いことが分かった。直木三十五記念館を後にして、北へ50ｍも歩くと長堀通にでる。そこを左折して長堀通に沿って西方向に歩き松屋町筋、堺筋を通過して御堂筋に至ると、そこは心斎橋の地下鉄駅である。ここで御堂筋に沿って６００ｍほど北上すると、御堂筋の本道と側道の間のグリーンベルトに「此附近芭蕉翁終焉ノ地」と書かれた石碑を発見。ここが終焉の地か、としばし感慨に耽る。ワライト・サポートというブログによると、芭蕉は伊賀上野の農民の子として生れた。西鶴より2歳下で、28歳の時に処女句集「貝おほひ」を作製し、34歳でプロの俳諧師となった。36歳で「芭蕉」と俳号を改め、旅をしながら40歳で「野ざらし紀行」、43歳で「更科紀行」、45歳で「奥の細道」などを著している。西鶴は門左衛門だけでなく、芭蕉に対しても強いライバル意識を有していたことが知られている。西鶴も元々は俳諧師であったが、途中から作家に転身している。その裏には芭蕉の存在があったかも知れない。裕福で大阪を離れず、俳諧と浮世草子という分野で大活躍した西鶴。他方で芭蕉は旅先で多くの句を詠み、生涯一俳諧師として質素に暮らしたが、行く先々で多くの弟子に恵まれた。清貧で、なおかつ俳句に真摯に取り組む姿勢が人々に愛されたためであろう。

今回の大阪街歩きで、日本文学史上に燦然と輝く3名（浮世草子の井原西鶴、浄瑠璃の近松門左衛門、俳諧の松尾芭蕉）が同じ時代を生き抜き、お互いに良きライバルとして活躍し、そしてほぼ同じ地で亡くなっていることを知った。また、今回の散歩で偶々直木三十五（1891〜1934）について知ることができたが、この他に川端康成（1899〜1972）、司馬遼太郎（1923〜1996）、黒岩重吾（1924〜2003）、開口健（1930〜1989）、高村薫（1953〜）、百田尚樹（1956〜）などなど、錚々たる作家が大阪から輩出している。う〜む、大阪は奥深い。「大阪はおもろいだけ、商売だけちゃいまっせ！　文化発祥の地でっせ！」と言う声が聞こえてきそうである。大阪最強のおばちゃんは、いろいろ言った最後に「知らんけど！」と付け加える。また、前掛けのポケットに飴が入っており、折々に人に分け与える。おそらく文化都市・大阪には、大阪のおばちゃんが使う次のセリフが良く似合う。「大阪凄いやろ〜、知らんけど！　飴ちゃんいるか？」

23.

外敵からの防御遺構で考える福岡

毎回、赤ページをお読みいただき心から感謝申し上げる。担当も残すところ2回となり、安堵している。さて、残り2回も拙文になると思うが、せめて有終の美を飾りたく、今回を含めた最後の2回は地元の福岡について歴史的観点から記したい。

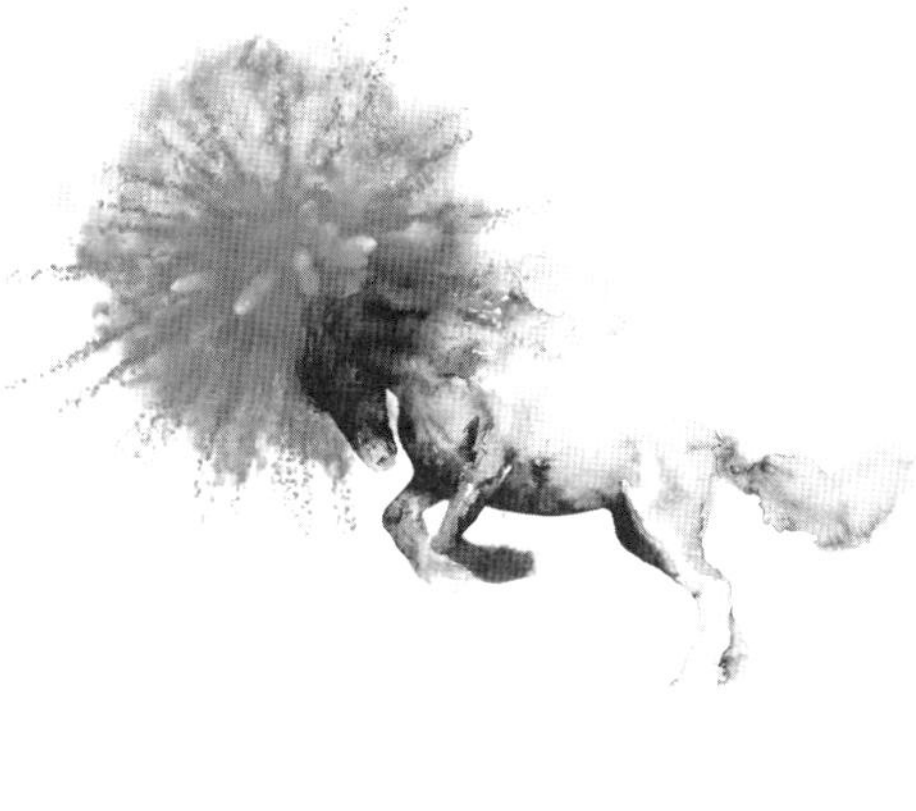

福岡は朝鮮半島、中国大陸に最も近く、古来よりこれらの国々と深い関連を持ってきた。そのため、福岡は日本国成立の黎明期から重要な役割を果たすことになった。私は日本国成立期の歴史に少し興味を持っているので、以前、奈良について思うところを記した。しかし、灯台下暗しで、福岡については深く考えてこなかった。２０１８年10月より再び九州大学にお世話になる事になり、あらためて福岡について思いを馳せる機会に恵まれている。福岡が朝鮮半島や中国大陸に近いという事は、有事があった際には真っ先に攻め込まれる危険をはらんでいる事になる。現にこれまでに2回、侵略されそうな危機があったことが、歴史的に知られている。今回は、そのことを如実に示す大宰府羅城と元寇の遺構を訪れてみた。前者は7世紀に大宰府を唐・新羅軍から防御するため、後者は13世紀に博多の町を蒙古（元）軍から防御するために造られた。防御壁の造成場所から推察するに、古い時代（飛鳥時代）は大宰府が日本国にとって重要であり、中世（鎌倉時代）になると、大宰府が廃れる一方で、商業都市の博多の重要性が増してきた事が窺える。

まずは7世紀の遺構、大宰府羅城の水城と大野城について。水城は飛鳥時代の西暦664年に造られたと日本書紀（720年完成）に記載されている。それでは何故にその場所に設置されたのであろうか。西暦664年と言うと中大兄皇子、中臣鎌足らが宮中で蘇我入鹿を暗殺して蘇我氏を滅ぼした乙巳の変（645年）から約20年後である。乙巳の変に続く大化の改新によって律令制が確立し、日本の国家体制が整った。当時、朝鮮半島では百済と新羅が争っていた。日本は百済と友好関係にあったが、百済は唐・新羅軍により滅亡させられた（660年）。これに対し、日本では中大兄皇子（天智天皇）が百済再興のために白村江において唐・新羅軍と戦った（663年）。しかし、敗退したため、彼の国の侵攻に備えて、防御施設を造った。それが水城であり、大野城である。当時、大宰府は九州各国の統治を司っており、また、外国との交易の窓口の役割も担っていたため、大和朝廷にとっては死守しなければならない地であった。そのため664年には博多湾からの侵攻に備え全長1・2㎞、高さ13mもの水城を、翌665年には大宰府を挟むように四王寺山（現・大野城市・太宰府市・宇美町）に大野城、基山（現・佐賀県基山市）に基肄城を築いた。現在の研究では大宰府は水城や大野城、基肄城を連続して繋ぐ長い城壁（いわゆる羅城）で囲まれていたとする説が有力であり、現に大宰府を取り巻く各所でそれらしい土塁が発見されている。因みにこの羅城の土塁らしき遺跡は九州大学筑紫キャンパスでも見つかっている。

大野城は百済から亡命してきた2名の高官の指導で造設された。数mの高さの城郭で四王寺山を囲む朝鮮式の山城で、山の尾根の斜面に土や石で城壁を築き、山頂部を8㎞に渡り囲んでいる。土塁は強度を増すために土を押し固めて層状に積んだ版築土塁で、水城の大堤も同様の方法で造られている。水が溜まりやすい谷の部分は土塁と言う訳にはいかず、石垣で造られているが、排水溝も併設されており理に適った造りになっている。現在確認できる石垣として、長さ180m、高さは最高8mにもなる百間石垣が有名であり、初めて見ると「すごい！」と唸ること間違いない。山の斜面に沿って築かれた石垣は、芸術的でもあり大変に美しい。この様な山頂近くに、何処からどのようにして石を運び積み上げたのであろうか。当時の人々の苦労に思いを馳せざるを得ない。大野城は大宰府を取り囲む羅城の一部と考えられているが、400mほどの山の上に造られたのは何故であろうか？　正確に知る由はないが、城内には少なくとも70余りの建物があったことが確認されており、山の上とはいえ、湧き水や井戸水も豊富であったことから、大宰府が襲撃された場合、籠城して代わりを務める狙いが考えられる。もちろん南には筑紫平野、北には福岡平野から博多湾が一望できるため、見張りの役目も大きかったであろう。現在、国指定特別史跡となっている重要性も頷ける。山頂に立ち、吹き抜ける風を感じながら博多湾や筑後平野を見渡すと、1300年前にタイムスリップしたような錯覚を覚える。

次に時代は下り13世紀の遺構、元寇防塁跡について。私たちが暮らす福岡市の北側、海岸線に近い土地は多くが埋め立地である。私が大学生の頃（昭和50年代）には、福岡ヤフードームや福岡タワー、福岡市博物館などのあるシーサイド百道地区は存在せず、西南大学のすぐ北側が海岸線であった。西南大学内の元寇防塁跡を見学したが、この防塁が造られたのは１２７６年のこと。１２７４年に蒙古（元）の襲来を受けた際、百道浜に上陸した元軍が博多の町に侵攻し、大きな被害を与えた。そのために鎌倉幕府が、再度の侵攻に備えて築いたのが、この防塁である。当時の博多湾からの外敵侵入を防ぐために、西の今津から東の香椎までの約20㎞にわたり、高さ３ｍ程度の防塁が築かれたようで、西南大学で観られるのは、そのほぼ中間あたりにあたる。防塁跡は西南大学の敷地内の修猷館高校寄りで、当時の海岸線が昭和50年代の海岸線よりも、もっと南側にあったことが分かる。なお九州大学箱崎キャンパス内でも博多湾の旧海岸線に並行するように石垣構築が発見され、これも防塁跡と考えられている。九州大学は何かと防御に関する遺構に関係がある。なお、この防塁は長崎県松浦市から平戸市の海岸線にも40㎞以上に渡り造られており、鎌倉幕府の本土防御に当たっての並々ならぬ意気込みが感じられる。現在では防塁は多くの場所で壊されているが、それは福岡城築城とも関係がある。関ヶ原の戦い後の1600年代初めに黒田孝高・長政父子により福岡城が築城されるが、その際に元寇防塁壁の石が一部リサイクルされている。

さて、現在では元寇防塁跡はかなり内陸寄りにあるが、当時（1300年頃）の地図を見ると、博多湾の海岸線に沿って造られていたことが理解できる。旧博多の町は既にこの時代から形ができあがっているが、興味深い事に、それ以外の場所の多くは海だった。今の天神から中洲、住吉、渡辺通りの広い範囲は冷泉津と呼ばれる湾、大濠公園、田島、長尾に至る辺りは草香江と呼ばれる湾で、いずれも海である。この両湾を中央で分断するように半島が突出しており、半島の付け根付近に平尾村の地名が見える。すなわち、この半島は現在の平尾辺りから北に向かって南公園、桜坂、舞鶴公園辺りまで延びており、これが急に東側に折れ曲がり、その先端に現在も地名として残る須崎がある。須崎は、地図で見ると「州、崎(陸地が海中に突き出た所)」の様になっていて、地名の由来が納得できる。東側の冷泉津の湾内の奥は、現在の住吉にあたり、住吉神社が既に存在している。その近くには小さな島があり、蓑島《みのしま》と書かれており、現在の美野島である。美野島は本当に島だったのだ。他方で、西側の湾の草香江は現在の城南区の多くを占めるほど大きかったようだ。現在の田島も草香江の中にある島だった。付近には荒江や片江など海に関係する「江」がつく地名があるので、この辺りも海(湾)だったのだろう。市町村合併によって、全国で地名変更が行われているが、故郷の歴史を知るうえで古くからの地名が果たす役割は決して小さくない。

このように素晴らしい遺構が随所に見られ、それぞれの時代に大きな役割を果たしながら発展してきた福岡に九州大学は拠点を構えている。だからこそ次の100年と言わず1000年の福岡の飛躍のために、われわれ九州大学人が果たすべき役割を考え実行することが求められている。

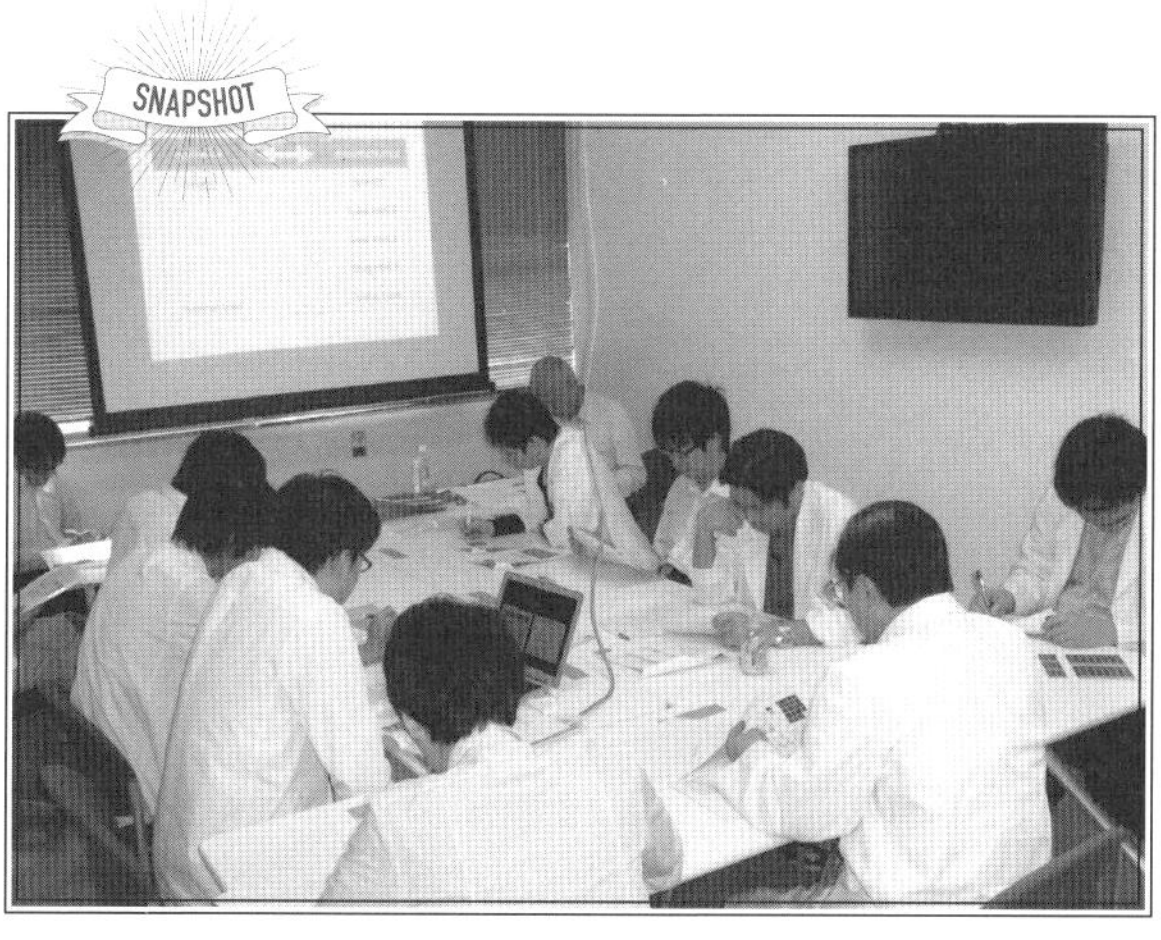

大学院生との勉強会

24.

令和の地、太宰府から

いよいよ最終回であるが、元号が「平成」から「令和」に変わった記念すべき年なので、それにちなむ話題としたい。皇位継承において先帝の退位に伴う継承は珍しいが、それが今年、202年ぶりに行われた。先の「平成」は大化以降247番目の元号で、小渕恵三内閣官房長官が「新しい元号は平成であります」と言いながら、新元号「平成」と墨書した台紙を公表した姿は、記憶に鮮明であ

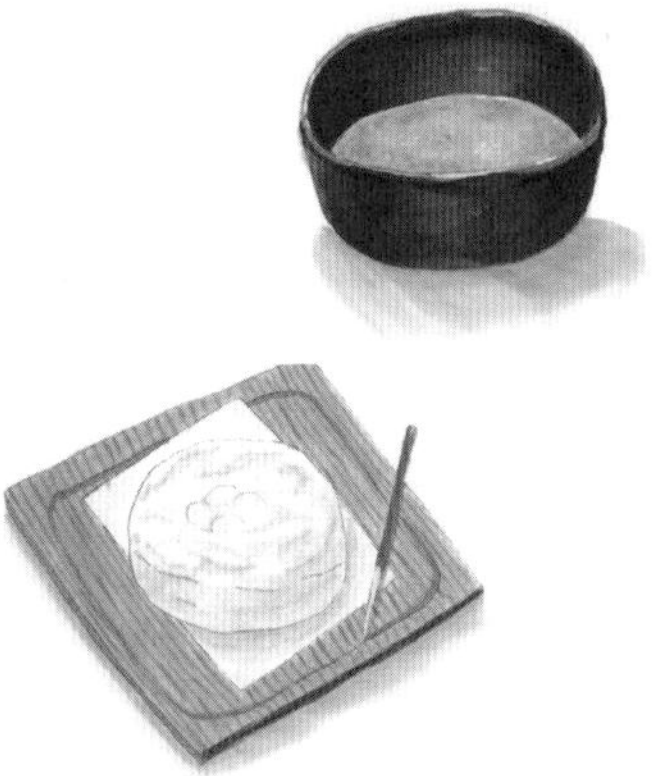

る。これまでの元号は天皇の崩御後に慌てて（?）決定されていたが、248番目の「令和」は違った。2016年8月8日に平成天皇がビデオメッセージで退位の意思表示をされてから、皇室会議や閣議を経て2019年4月30日に平成天皇が退位され、それに伴い皇太子徳仁親王が5月1日に天皇に即位された。「昭和」から「平成」への改元時を踏襲して、新元号の発表は菅義偉内閣官房長官により行われ、「令和」と墨書した台紙を公表した。余談であるが、これにより菅内閣官房長官は、政治に無関心であった人々にも「令和おじさん」として知られるようになり、一気に次期総理候補に躍り出ている。なお「令和」は外国向けには「Beautiful Harmony（美しい調和）」と説明されている。

「令和」の出典は、「万葉集」の梅花の歌、三十二首の序文、「初春の令月にして気淑く風和ぎ　梅は鏡前の粉を抜き　蘭は珮後ろの香を薫らす」の「令」と「和」とされている。奈良時代の初め（730年頃）、大宰帥《だざいのそち》（大宰府長官）である大伴旅人の邸宅で開かれた「梅花の宴」で、32人が梅の花を題材に歌ったものをまとめた序文として、大伴旅人自身が書いたものとされる。大伴旅人は727年の暮れ、63歳の時に妻の大伴郎女《いらつめ》、長男・家持《やかもち》、次男・書持《ふみもち》の家族を伴って大宰府に赴任した。後に「万葉集」を編纂する家持《やかもち》は旅人が年を取ってから生まれた子で、赴任時は10歳前後だった。奈良時代は、諸国に派遣される行政官は単身赴任が原則であったが、旅人は妻子を伴って赴任している。それは、おそらくは中央における藤原不比等の4人の息子と長屋王の権力争いから家族を守るためだったと考えられている（旅人は長屋王と考えを共にし、藤原4兄弟に相対していた）。旅人は大宰帥として赴任したが、行政官として活躍しただけでなく、歌人としても才能を発揮している。当時、大宰府には行政任務の一環として九州各国の守が定期的に集っており、そのような時々に宴席が設けられ歌を詠んで楽しんだであろう。ただ、梅花の宴は通常の宴とは異なり、特別なものであった。それは、梅は中国原産で、当時の日本ではとても珍しいものであり、梅の花を愛でながら歌を詠むという所作は、貴人の特権と思われるからである。宴が開かれた邸宅の候補地の1つが太宰府天満宮から南西に2キロほどの坂本八幡宮付近とされる。このため、新元号発表後から坂本八幡宮には極めて多くの人が参拝に訪れており、秋になってもその勢いは衰えていない。

梅花の宴の様子を、大宰府政庁跡の一角にある大宰府展示館のジオラマで窺い知ることができる。同館に入ってすぐの場所に、博多人形師の山村延燁《やまむらのぶあき》氏製作による「梅花の宴」のジオラマが展示されている。ボランティアのおじさんによると、「約30年前から展示しているが、これまでは見向きもされなかった。しかし、元号が令和になってからは、最も人気のある展示になった」とのこと。私も見入った一人であるが、13体の人形の中に、1体だけ女性が混じっていた。そもそもは32人が参加したとされているので、その中で重要な13人を選んで並べたものと想定されるが、その中に女性が一人選ばれているのが不思議であった。そこで種々調べていくと、その女性は遊行女婦《うかれめあそびめ》の児嶋とのこと。児嶋とはどのような女性だったのだろうか。

まずは「遊行女婦」とはどの様なものであろうか。何だか妖しい雰囲気が漂うが……。「あそぶ（遊ぶ）」とは元々「鎮魂、招魂のために歌と舞を演じる儀礼のこと」らしく、祭祀に関わりがあった言葉で、「遊行女婦」はそうした中で生まれたものらしい。宴席で舞い、歌を披露しながら座を取り持つ女性のようだ。都から大宰府へ赴任してきた旅人は、大宰府赴任数か月後に愛妻の郎女を亡くし、悲嘆にくれていた。それを見かねた筑前国の守である山上憶良が旅人に紹介したのが遊行女婦の児嶋である。妻を亡くした旅人にとって、児嶋の存在は日々大きくなっていったことだろう。児嶋は旅人の息子の家持と一緒に旅人から歌の手ほどきを受けるようになったと考えられる。それにより児嶋は万葉集に掲載されるほどの歌人になったようだ。ここでちょっと気になるのは、亡くなった郎女の代わりに、旅人のお世話と子供達の教育のために、わざわざ大宰府にやってきた旅人の異母妹の大伴《おおともの》坂上《さかのうえの》郎女《いらつめ》の存在である。彼女は額田王以来の最高レベルの女流歌人と言われ、旅人や憶良より多い84首を万葉集に残している。彼女は旅人と児嶋の関係をどのように見ていたのであろうか、興味深い（大阪のおばちゃん風に言うと、知らんけど！）。

大伴旅人は大宰府での3年間の任務を終え、７３０年に都へ帰還した。行政官が都へ帰還する際は、大宰府から大勢の見送りの人々が水城《みずき》まで供をしてやってきて、そこで最後の別れを惜しんだ。水城は現在でも良く保存されており、九州高速道路の太宰府インターから熊本方向に向かうと、左右の車窓にこんもりとした森として見ることができる（残念な事に、高速道路が水城のほぼ中央部を突き破るように建設されている）。前号に記したが、そもそも水城は7世紀に大宰府を防衛するために築造された土塁である。大宰府が大きな転換期を迎えたのは、白村江の戦い（663年）である。日本軍は唐・新羅の連合軍に大敗し、敗走したため、その後しばらくは、唐・新羅の脅威にさらされることとなった。そのため天智天皇が大宰府防衛のために造ったのが水城であり、前面には貯水池が設けられて防御能を高めていた。その外観から水城と呼ばれるようになった。実際には外国からの侵攻は無かったので戦略的に役立つことはなかったが、代わりに都から派遣された役人が大宰府での任務を終え、都に帰る際に、見送りの人々と最後の別れを惜しむ場所になった。

旅人は大宰府の行政トップであったために、大勢のお供を従えて水城までやってきたであろう。おそらくは水城の土塁の前で馬を止め、山上憶良をはじめとする大勢の見送りの人と別れを惜しんだに違いない。その中に遊行女婦児嶋が涙をこらえて立ちすくんでいたと思われる（知らんけど！）。その時に詠んだ両人の歌が万葉集に収載されている。児嶋の歌は、「おおならば　かもかもせむを　恐《かしこ》みと

振りたき袖を　忍びてあるかも」（普通の身分の方ならば袖を振ってお別れしましょうに、畏れ多き身分の方なので、袖を振りたくてもじっと我慢して忍んでいます）である。それに対し、旅人は「ますらをと　思へるわれや水茎の　水城の上に　涙拭《のご》はむ」（別れに際し、涙など流さない男と思っていたが、水城の上で涙をぬぐうことになりそうだ）と詠んでいる。これらの歌は水城東門跡に大伴旅人・児嶋碑として建立されており、往時の両人の切ない思いを偲ぶことができる。

太宰府には多くの史跡があるが、万葉集と言う稀代の歌集によって、当時そこに暮らした人々の心情を思い重ねることができるという点で、世界に誇るべき場所である。最後に「だざいふ」の書き方に「大宰府」と「太宰府」があるが、違いがお分かりだろうか。前者は律令制度下の役所を指すとき、後者は現在の行政名や天満宮を指すときに使用している。最後の最後、二年にわたり拙い文にお付き合い下さった皆様に心から感謝申し上げる。

第2部

1. 大腸癌とはどんな病気ですか？

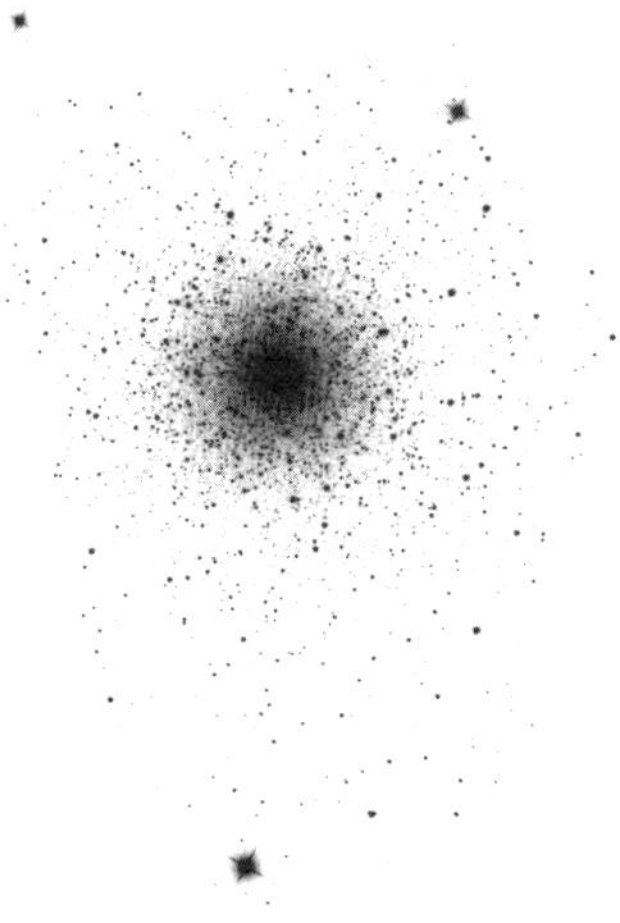

大腸癌は最近特に増えているがんで、がんの中で患者数は一位、死亡数は二位です。意外に知られていませんが、女性に限ると死亡数は乳癌よりも多く、第一位ですので要注意です。消化器の癌は男性に多く発生しますが、大腸癌は男女差が少なく、女性が半分近く（45％）を占めます。女性には便秘がよく見られますが、便秘が大腸癌の発生に直接関与するという証拠はないようです。原因として

考えられているのは加齢と食事です。年をとると大腸癌が増えますが、最も多く見つかるのが60歳代です。食事の欧米化で動物性脂肪が多くなると、脂肪を消化する胆汁酸が多くなり、これが癌を発生しやすくすると言われています。過度の飲酒や喫煙は大腸癌を発生させやすくします。家族の中で大腸癌が多く見つかる家系がありますが、遺伝が強く関与するのは全大腸癌の5％程度です。

大腸は肛門まで続く2ｍの長い臓器で、その壁は薄いのですが、5つの層に分かれています。大腸癌は一番内側の粘膜の細胞から発生します。癌の広がりが内側から二番目の粘膜下層までのものを早期癌、それ以上のものを進行癌と呼んでいます。大腸癌の早期癌では、特有の症状が出ない事が多いです。進行してくると便に血が混じる（血便と言います）場合がありますが、肛門にできる痔と区別がつかないことがありますので、自己判断しないことが大切です。大腸癌がさらに進行すると血便のほかに便通の異常（下痢と便秘を繰り返す、便が細くなる、便が残っている感じがする）、腹痛、体重減少、貧血などが起こります。大腸癌の検査としては便に血液が含まれていないかを調べる便潜血検査があり検診でも使われていますが、確実なのは大腸内視鏡検査です。細胞が癌化するとその癌細胞がどんどん増えます。そして周りの組織を蝕んで広がっていきます（浸潤と言います）。内側より2番目の粘膜下層より深いところには血管やリンパ管などがあり、その中に癌細胞が入ると、その管を通って他の臓器に移り、そこで癌細胞が増えて塊を作ります。このように他の臓器に移ることを転移と呼びます。大腸癌はリンパ管を通ってリンパ節に、血管を通って肝臓や肺に転移します。また、大腸の漿膜を突き破ると癌細胞はお腹の中に散らばったり（播種と言います）、周囲の臓器に直接浸潤します。早期癌であっても転移をすることもある点には注意が必要です。このように粘膜の上皮細胞から出てきた癌細胞が全身に広がることが大腸癌の恐ろしい点です。

手術で摘出した大腸癌

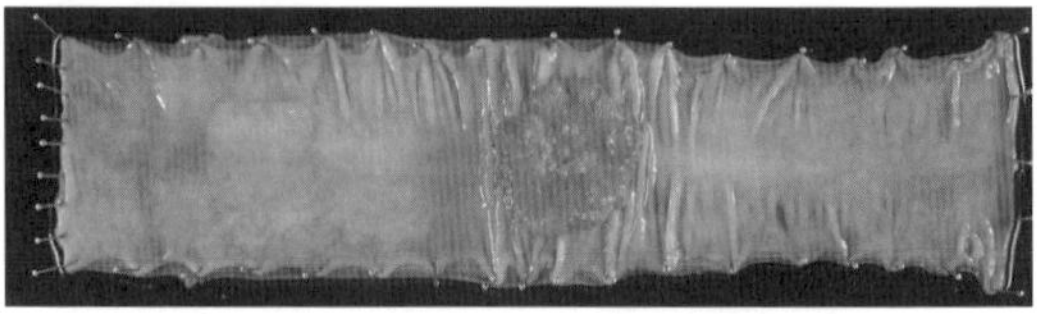

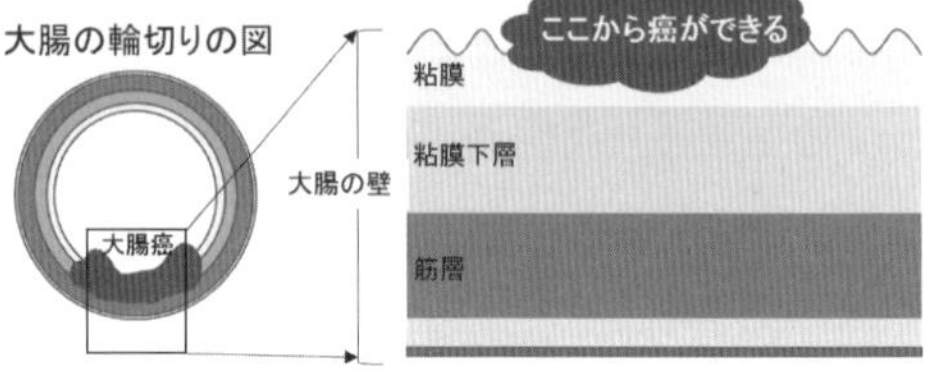
大腸の輪切りの図
大腸癌
大腸の壁
ここから癌ができる
粘膜
粘膜下層
筋層

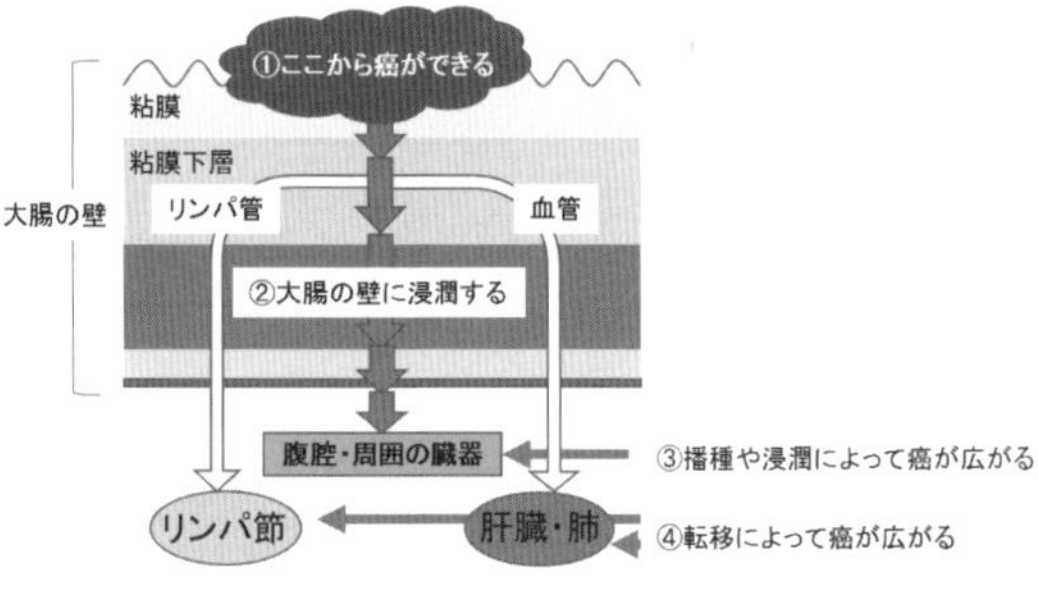
①ここから癌ができる
粘膜
粘膜下層
大腸の壁
リンパ管
血管
②大腸の壁に浸潤する
腹腔・周囲の臓器
③播種や浸潤によって癌が広がる
リンパ節
肝臓・肺
④転移によって癌が広がる

2. 大腸癌の診断

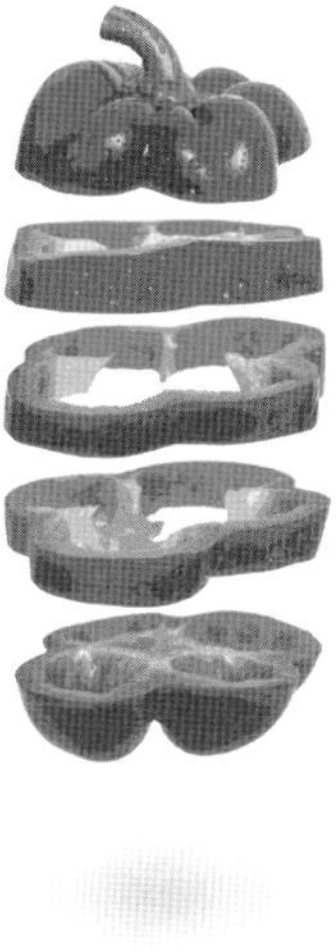

大腸がんは早い段階で発見されると完全に治すこと（完治と言います）ができます。健康診断でも使用される大腸癌の診断法として、便の中に血液が含まれていないかを調べる便潜血検査があります。この検査は2日連続で便を採取する2日法で行いますが、食事制限が不要で自宅で行うことができます。この検査で陽性（異常である）となるのは、がんや痔などの病変がある時です。がんの場合、全例

が陽性になるわけではなく、進行がんの90%、早期がんの50%が検査に引っかかるとされています。割合からすると痔などのがん以外の病変が多いので、陽性であってもがんと早とちりをしないことが肝要です。ただ陽性となった場合は、大腸内視鏡検査での詳しい検査を受けてください。

大腸内視鏡検査では、細い管を肛門から挿入して、大腸の中をカメラで観察します。この検査を行う際は、事前に大腸の中を空っぽにする必要があり、腸内容物を洗い流すための下剤の服用が必要となります。この検査では、病変を直接観察したり、組織の一部を顕微鏡で観る検査（病理検査）へ提出したりします。最近では拡大内視鏡や色素内視鏡という、より高い精度で診断ができる検査も普及しています。さらにこの検査では観察だけでなく、ポリープや早期の大腸がんであれば、切除し治療することもできます。

他方、CTコロノグラフィーという内視鏡を挿入しないでCT撮影を行うことで大腸を精密検査する方法もあります。下剤の服用量は内視鏡検査にくらべ半分以下の量で、検査の所要時間は約15分ですので楽ですが、小さい病変や扁平な病変を見つけるのは、大腸内視鏡検査にかないません。また、観察するだけで治療はできません。

大腸がんが疑われる場合には、大腸がんの腫瘍マーカー（CEA及びCA19－9）を血液検査で測定します。しかし大腸がんの腫瘍マーカーは、がん以外の疾患や喫煙でも上昇することが知られていますので、画像検査や大腸内視鏡検査等の所見と複合的に判断する必要があります。

検査でやや進行した大腸がんが見つかった場合は、CT、PET－CT、MRIなどの検査を行い、肝臓、肺、リンパ節などに転移がないかを調べます。そして手術、抗癌剤などの治療方針を決めます。図（次ページ）にあるようにPET－CT、CTコロノグラフィー、血管走行をコンピューターで合成する特殊な方法を用いると、精度の高い診断ができ、手術を行う際に大変役立ちます。これらの検査に関しましては、次のアドレスでご覧になれます。

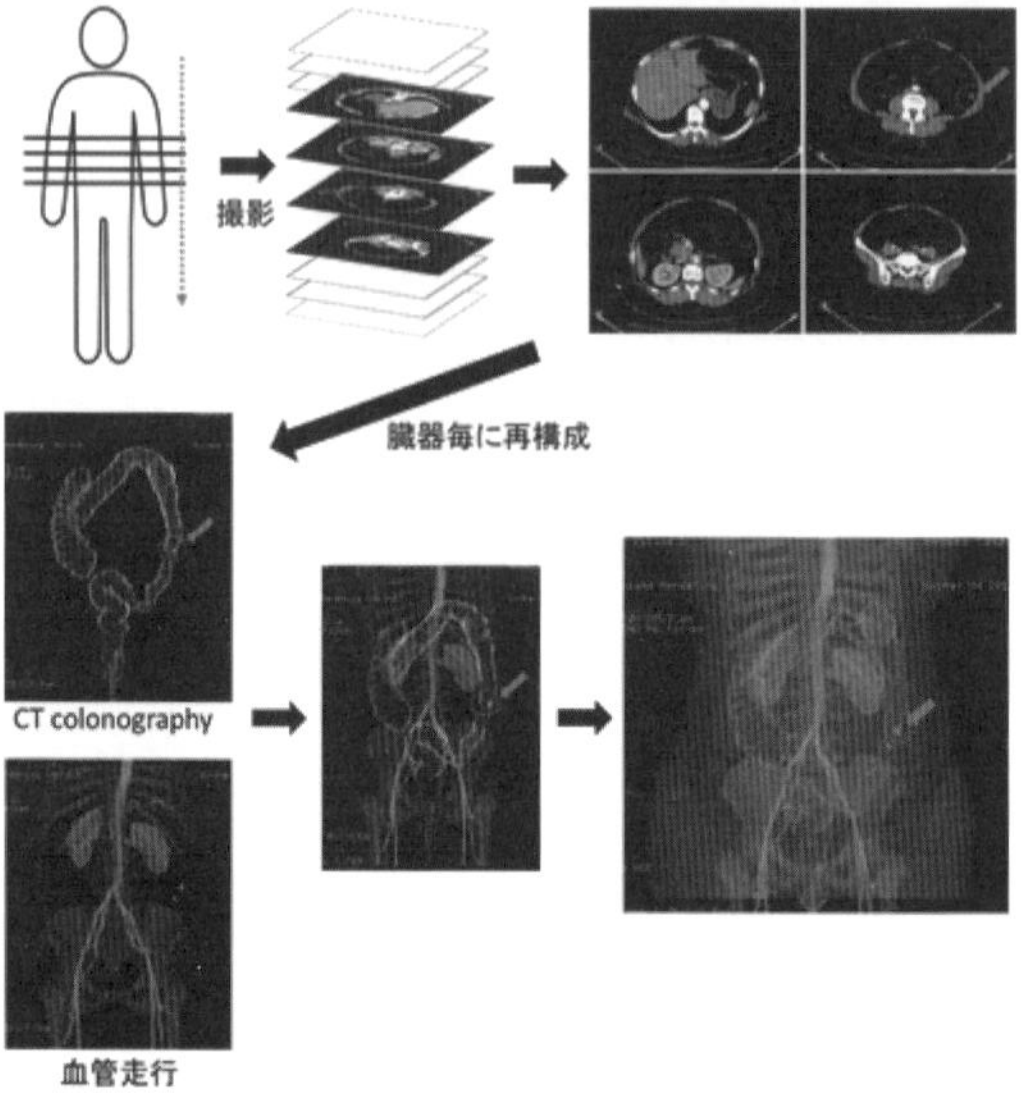

https://www2.med.osaka-u.ac.jp/gesurg/consultation/kabu_shouka/daicho.html

3. 大腸癌診療における大腸内視鏡検査の役割

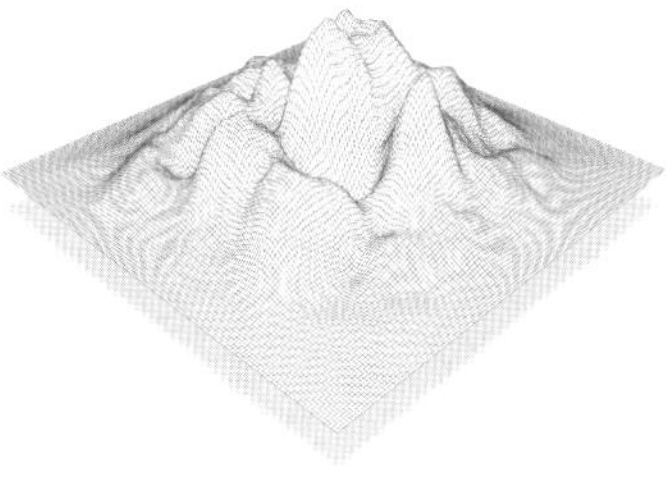

大腸内視鏡は診断だけではなく治療においても重要な役割を果たします。スネヤーと言われる「投げ縄」のような道具を用いて隆起した病変であるポリープを切除するポリープ切除術、平らな病変や陥凹した病変を切除する内視鏡的粘膜切除術、さらには大きな病変を切除する内視鏡的粘膜下層剥離術が行われています。内視鏡的粘膜下層剥離術は技術的に難しいですが、全国に普及しつつあります。

また近年、大腸の検査で最も進んだのはＣＴ装置を用いたＣＴコロノグラフィ検査です。仮想大腸内視鏡検査（バーチャル大腸内視鏡検査）、大腸３Ｄ－ＣＴなどと呼ばれることもあります。アメリカではオバマ大統領が受けた検査として有名になりました。ポリープや癌の有無を調べることができ、スクリーニング検査としての位置づけを期待されています。検査は肛門より大腸内視鏡を挿入する代わりに炭酸ガスを注入して行い、大腸を拡張させ、ＣＴ装置で撮影します。撮影した画像を専用装置で解析することで大腸の３次元画像を得ることができます。検査の時に注入された炭酸ガスは腸管から速やかに吸収されるため、検査後の腹部膨満感や腹痛はほとんどありませんが、通常の内視鏡と同様に大腸内容物を排泄して大腸内腔を綺麗にしておく必要があります。

最近では仮想病理検査も行われつつあります。病理検査とは、プレパラートを顕微鏡で見て、細胞やその周りのものの形を観察することにより、その細胞が良性のものか、悪性のものかを判断する検査です。通常は内視鏡を用いて組織を取り（生検といいます）、観察するために結果が出るまでに数日かかりますが、仮想内視鏡検査では大腸内視鏡検査時に観察像を拡大して観ることにより、その場で癌か癌でないかを診断する方法で、「生検をして病理診断を待つ」というプロセスが省略できる可能性があります。現在は、通常拡大内視鏡（80倍）、ＮＢＩ（Narrow Band Image）や共焦点内視鏡（１０００倍）などが用いられています。しかし、最近のテレビなどの映像の技術の発展を想像していただければわかりやすいと思いますが、画像処理技術が飛躍的に発展しているため今後飛躍的に技術革新が進んでいく分野で、患者さんをより早く正確に診断するために私どもも研究に従事しているところです（http://www.amed.go.jp/koubo/020120150723.html）。いずれはこれらの画像を病理医に転送し、即時に診断できる体制が実現するかもしれません。このように大腸内視鏡検査は診断と治療の両方で大活躍していますので、有効に利用してもらいたいと思います。

4. 大腸がん（結腸がん）の外科治療

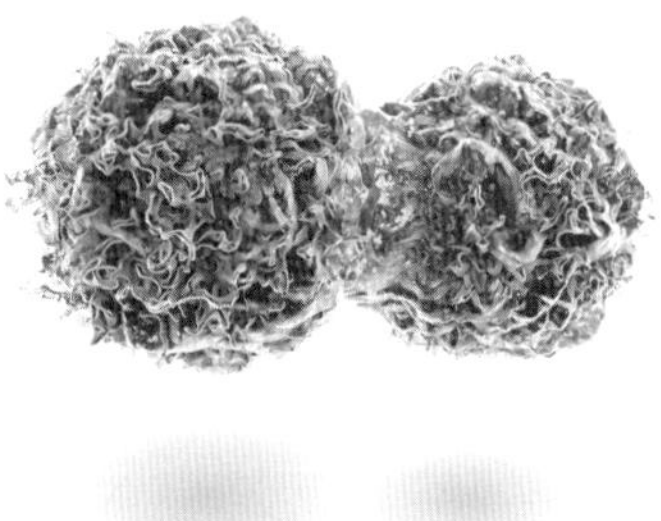

大腸がん、すなわち結腸がんと直腸がんの治療は、手術、化学療法（抗がん剤治療のこと）、放射線治療などで行われます。その中で、体内からがんを直接取り除くことができる手術は治療の中心です。手術の方法は、結腸がんと肛門に近い直腸がんでは異なります。また、がんの進行度によっても異なります。今回は結腸がんの手術について記載し、直腸がんについては次回にしたいと思います。

結腸がんの手術の基本はがんの場所から口側と肛門側にそれぞれ10㎝ずつ離れた結腸を切離し、その場所に関係のあるリンパ節を含む組織を一括して切除する（リンパ節郭清と言います）ことです。がんが周囲の臓器に直接浸潤している場合には、それらの臓器も一緒に切除します（他臓器合併切除）。

手術対象の臓器にアプローチする方法として、お腹を大きく切って外科医が自分の手を使って行う開腹手術と、1㎝程度に切った複数の小さな傷から細長い器具を用いて行う腹腔鏡手術があります。腹腔鏡手術は炭酸ガスで膨らませた腹部に腹腔鏡（カメラ）を入れて、お腹の中をモニター画面に映し出し、細長い手術器具を用いて癌を切除します。腹部を大きく切り開く必要がないため、開腹手術に比べて痛みが少なく、早く離床できます。腹腔鏡手術をより安全にする目的で日本内視鏡外科学会では技術認定医制度を設けており、その合格者は学会のホームページで見ることができます。

通常の腹腔鏡手術は数個の傷を通して手術を行うため、多孔式腹腔鏡手術と呼ばれます。これに対し、最近では、さらに負担の少ない単孔式腹腔鏡手術も行われつつあります。単孔式の名の通り、多くは臍に作った1個の傷を通して行う腹腔鏡手術ですので、手術後1か月もすると手術痕が臍に隠れてほとんど目立たなくなります。ただ現状では行う施設が限られているため、手術が必要と言われた場合には、かかりつけ医に相談すると良いでしょう。

手術後は翌日から水分が摂取でき、術後2－3日目に食事が再開できます。約1週間で退院可能な状態になります。食事は過食を控えていただければ、特に食べてはいけないものはありません。排便は下痢や軟便になることもありますが、一時的なことが多く、術後の生活に大きな支障はありません。手術後の合併症として腸閉塞、縫合不全（腸管のつなぎ目がうまくつながらないこと）や創感染（手術のキズ口の細菌感染）などが起こることがあります。

通常は十分な術前検査をしてから手術を行います（予定手術と言います）が、大腸がんによって腸の壁に孔が開いた場合、腸閉塞や下血が持続する場合などは緊急手術を行うことがあります。

これらの手術に関しましては、次のアドレスでご覧になれます。

https://www2.med.osaka-u.ac.jp/gesurg/consultation/kabu_shouka/daicho.html

結腸切除術、D3リンパ節郭清

（患者さんのための大腸癌治療ガイドライン 2014年版より引用）

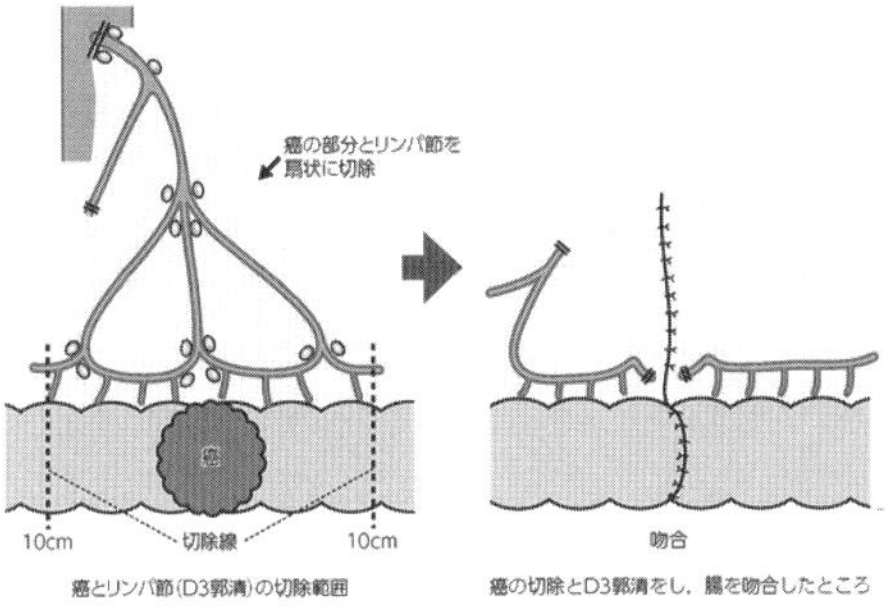

癌とリンパ節（D3郭清）の切除範囲
癌の切除とD3郭清をし，腸を吻合したところ

手術創の比較

開腹手術　腹腔鏡下手術　単孔式手術

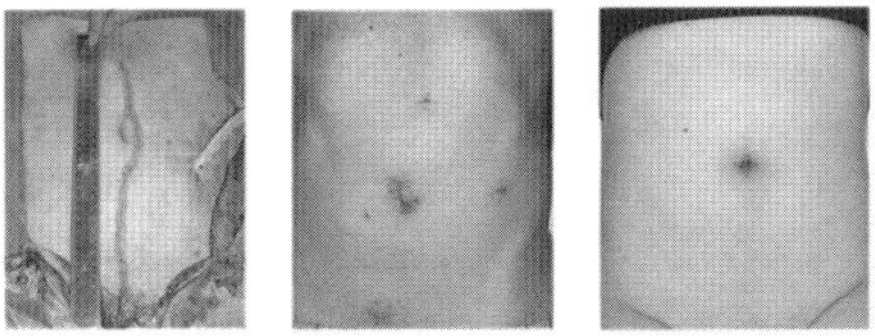

S状結腸がん手術

5. 大腸がんの外科治療（直腸がん）

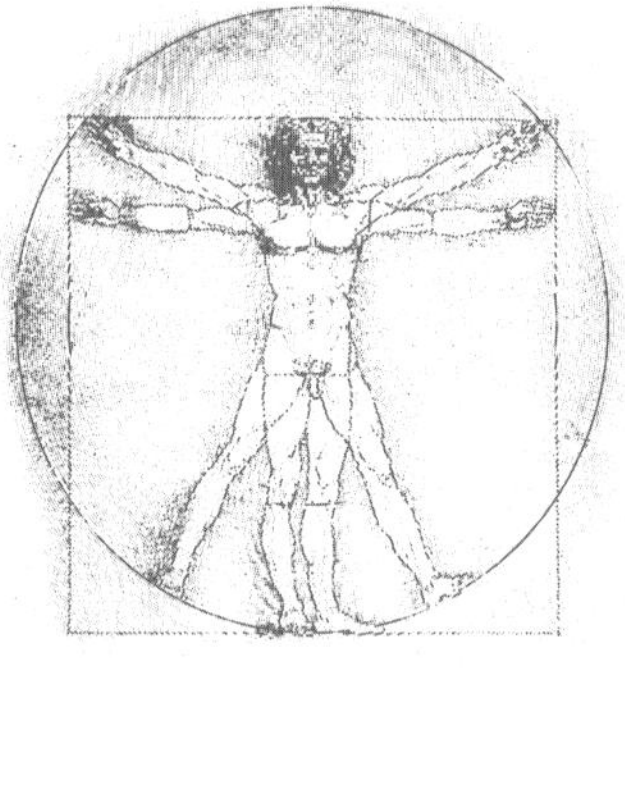

前回の結腸がんの手術に続き、今回は直腸がんの手術について解説します。直腸がんの手術は小さく手術する局所切除術と、リンパ節も含めて大きく切除する直腸切除術の2つに分かれます。後者は肛門を残す（温存と言います）ことができる前方切除術と、肛門も切除し永久人工肛門を造設する直腸切断術（マイルス手術とも言います）に分けられます。

局所切除術は肛門近くにある、広がりがごく限られた範囲の直腸がんで、リンパ節転移がないと見込まれる癌に対して行われます。お腹を切らずに肛門を通して手術をするため、経肛門的局所切除術と呼ばれます。大腸内視鏡を用いた切除が困難な症例に行われます。この手術では、リンパ節郭清は行わず、肛門は残すことができます。

前方切除術はある程度まで広がっているがんを、リンパ節とともに切除する手術です。がんが肛門から離れていて、切除しても肛門機能を充分に保てる場合で、しかもがんは確実に切除できると見込まれる時に施行します。がんとリンパ節を切除した後、肛門から入れた自動吻合器という器具を使って、残った直腸と結腸をつなぎ合わせます。この手術では、肛門は切り取らず残す（肛門温存と言います）ことができます。

がんが肛門近くにある場合、がんを確実に取り除くために肛門も一緒に取らなければならないことがあります。これを直腸切断術と言います。この場合は肛門が無くなりますので、左下腹部に結腸の末端を出して人工肛門を造ります。人工肛門に専用の袋（パウチ）を装着し、便が出たら取り外して交換するという排泄方法になりますが、慣れれば手術前とほとんど変わらない日常生活を送れます。周囲に迷惑をかけることもありません。このような手術を受けた患者さんの会がありますし、ケアを補助する看護師もいますので、必要以上の心配は無用です。

結腸がんと同様、直腸がんにも腹腔鏡手術が行われます。直腸がん手術は狭い骨盤腔の中で、最も深い場所にある肛門近くの操作が必要となります。腹腔鏡を用いると開腹手術では見えにくいところを明るく拡大してみることが可能となり、細かい神経や血管を十分に確認しながら手術ができます。また近年、直腸がんに対するロボット手術も行われています。ロボット手術では骨盤腔内を3次元の立体映像で鮮明に見ることができ、手ぶれなく自由自在に動くロボットの手先を使用することにより、従来の腹腔鏡手術より緻密な手術が可能となります。直腸がんに対してのロボット手術はまだ保険適応ではなく、現段階では自費診療で行われております（費用については別の機会にまとめて解説します）。

これらの手術に関しましては、次のアドレスでご覧になれます。

https://www2.med.osaka-u.ac.jp/gesurg/consultation/kabu_shouka/daicho.html
がんが進行し大きくなると隣接する膀胱、精嚢、前立腺、子宮、膣やお尻の骨に浸潤していきます。そのような場合には、直腸だけでなくそれらの臓器を共に切除する拡大手術を行います。

どの手術を行うのが最適かについては、専門性の高い医師に十分相談して決定してください。

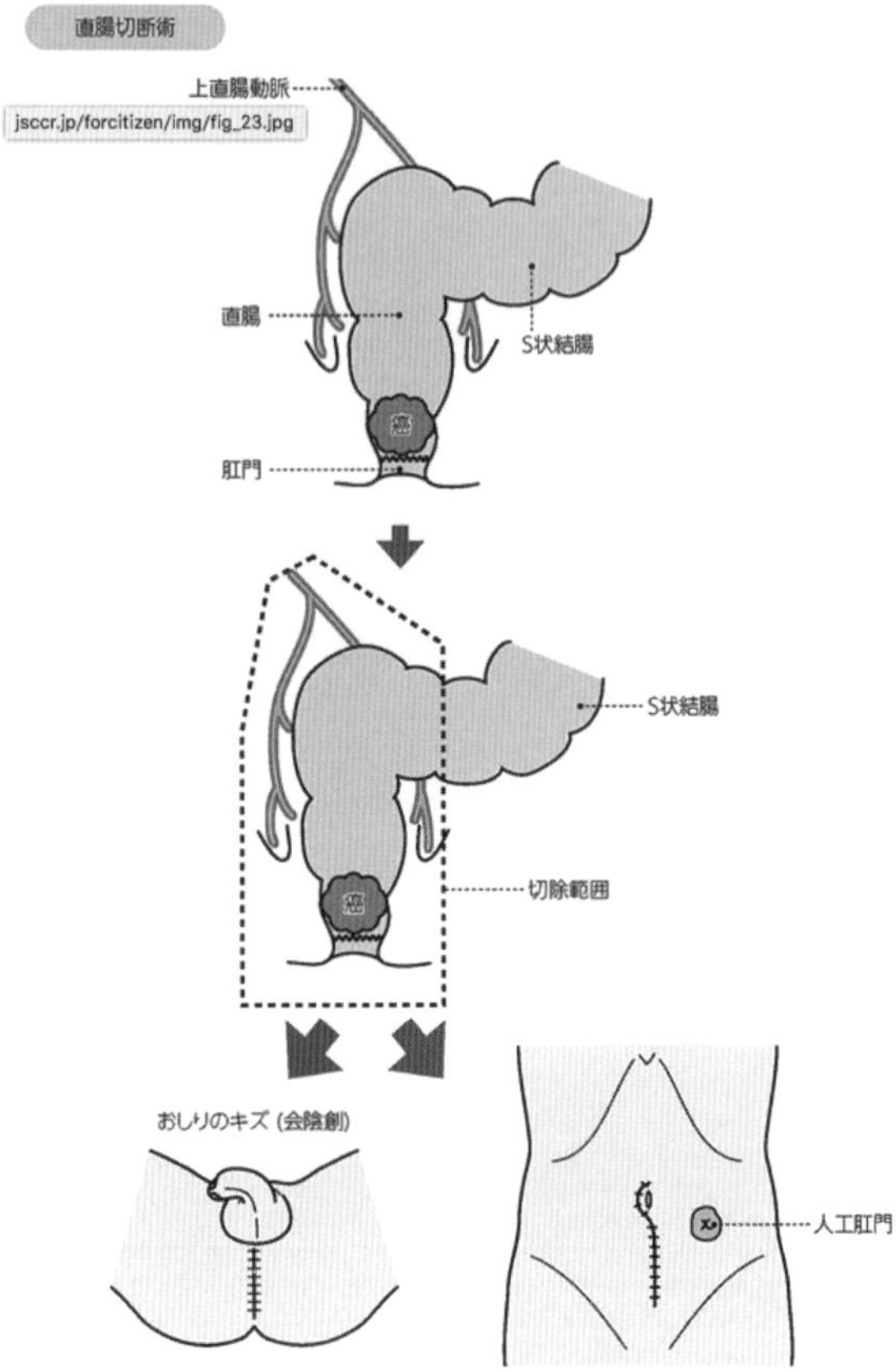

［大腸癌研究会 患者さんのための大腸癌治療 ガイドライン 2014年版］

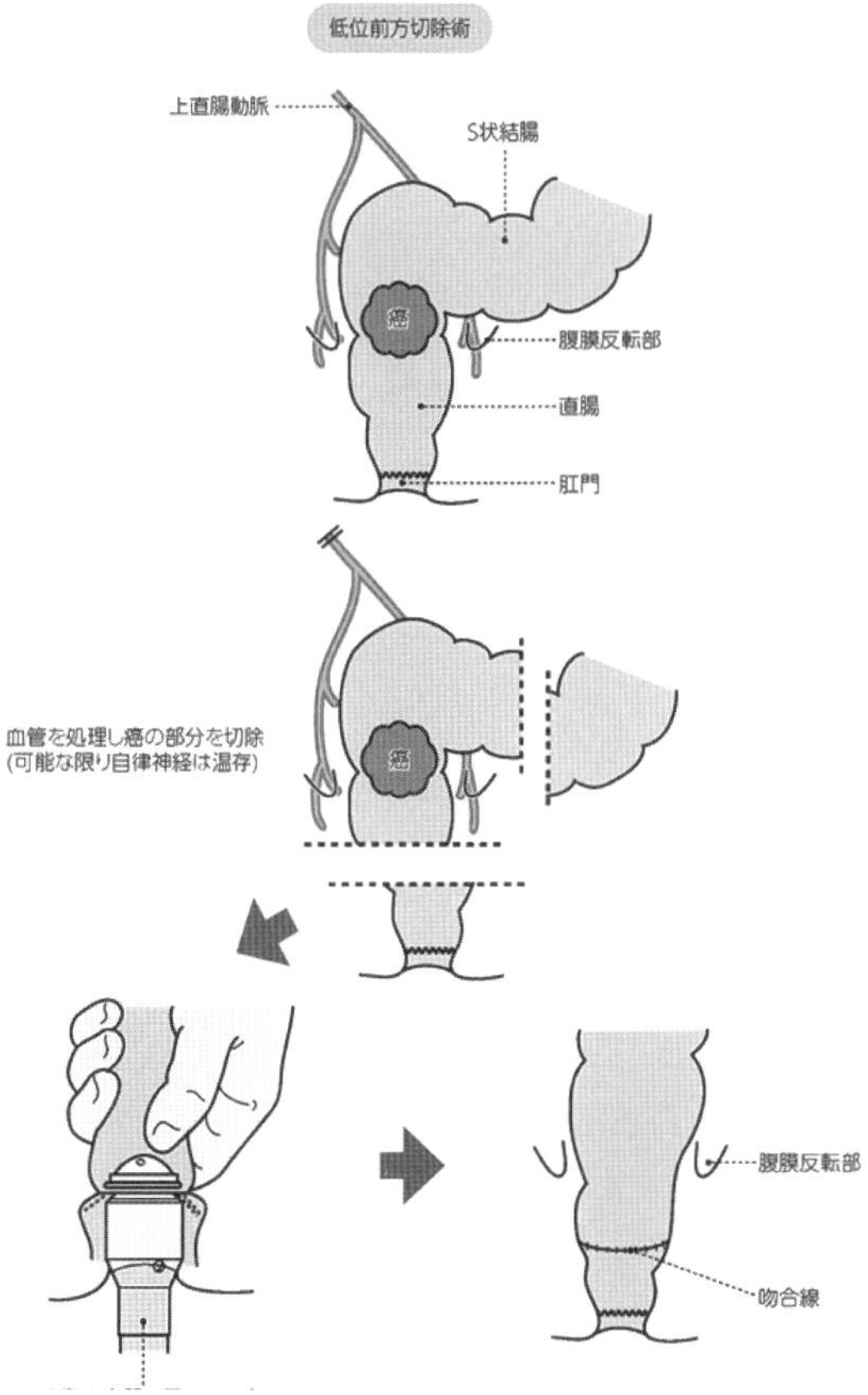

［大腸癌研究会 患者さんのための大腸癌治療 ガイドライン 2014年版］

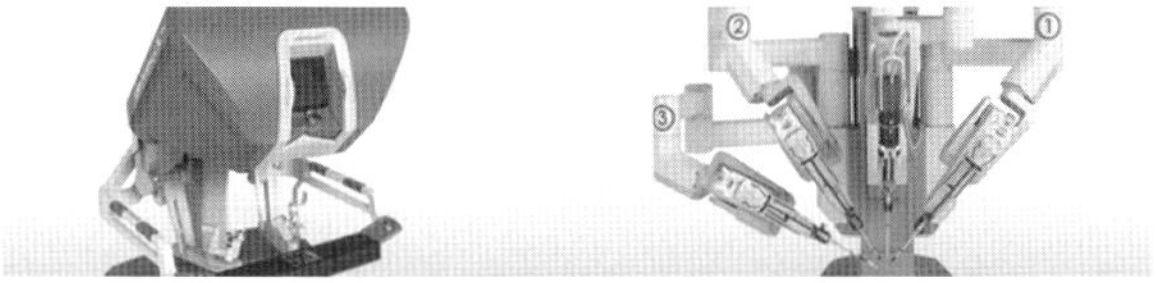

（ロボット手術：da Vinci Si サージカルシステム）

6. 大腸癌の手術後の検査

手術によって切除された大腸は、病理の先生による顕微鏡検査（病理検査）に回されます。この検査によって癌の深さやリンパ節への転移などの実際の癌細胞の広がりが分かります。さらにCT検査などと総合して最終的な病期診断（ステージ診断とも言います）を明らかにします。大腸癌の場合には病期は0期、Ⅰ期、Ⅱ期、Ⅲ期、Ⅳ期に分かれます。癌が大腸のみにとどまっており、他には転

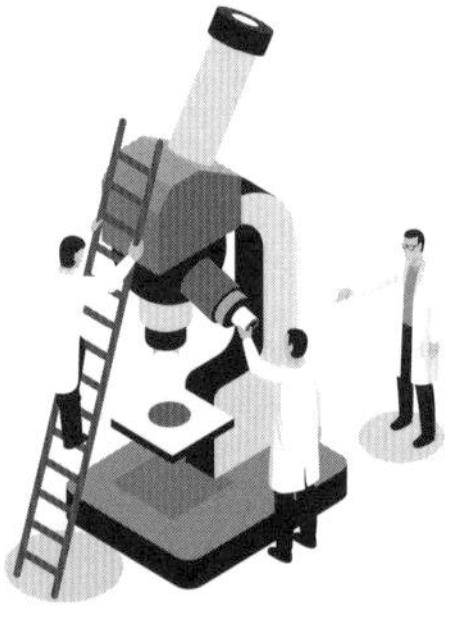

移がない場合は0期、Ⅰ期、Ⅱ期のいずれかになります。そのいずれになるかは、大腸癌の深さによって決まります。Ⅲ期はリンパ節に転移した状態で、やや進んだ状態です。Ⅳ期は肝臓、肺、お腹の中（腹腔内）などに癌が広がっている状態です。Ⅲ期までは手術で完全に切除できる可能性が高いです。しかしながら、Ⅲ期までの進行度でもCT検査などで見つからないような小さな転移が肝臓、肺、腹腔内、手術を受けた場所などに潜んでいることがあります。この小さな転移は年月を経て大きくなって発見されることがあります。このことを「再発」と呼んでいます。病期の進行度や癌の部位（結腸癌か直腸癌か）によって再発しない可能性（無再発率）は変わり、大阪大学消化器外科の過去のデータを解析すると結腸癌の再発しない可能性（無再発率）は0期では100%、Ⅰ期では97・8%、Ⅱ期では88・3%、Ⅲ期では73・9%、直腸癌の再発しない可能性（無再発率）は0期では100%、Ⅰ期では87・1%、Ⅱ期では76・6%、Ⅲ期では61・8%です。

このように病期が進むごとに手術後5年での再発しない可能性（無再発率）は低

下します。この無再発率を経時的に記載したものが無再発曲線（図）です。この図からも分かるように再発は殆どが5年以内に起こります。そのため大腸癌の手術を受けた患者さんは手術で完全に取りきった場合にも5年間は診察の他に、血液検査、ＣＴ検査、大腸内視鏡検査などの検査を定期的に受けて再発の有無を確認する必要があります。

また、これらの検査は大腸癌の手術後に再発しやすい場所に対して行われるものです。そのためこれらの検査をしていれば大腸癌以外の全ての癌について分かるわけではないことには注意が必要です。大腸癌の手術後に検査を定期的に受けていても他の癌に対する一般的ながん検診は受けた方が良いです。

結腸癌の各ステージ別無再発率

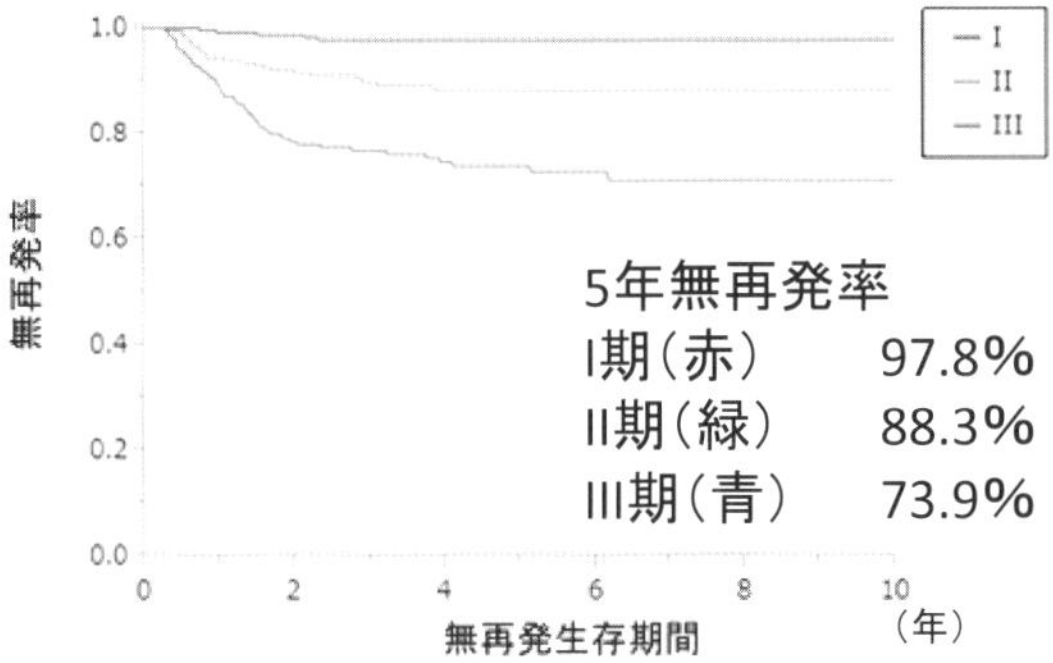

直腸癌の各ステージ別無再発率

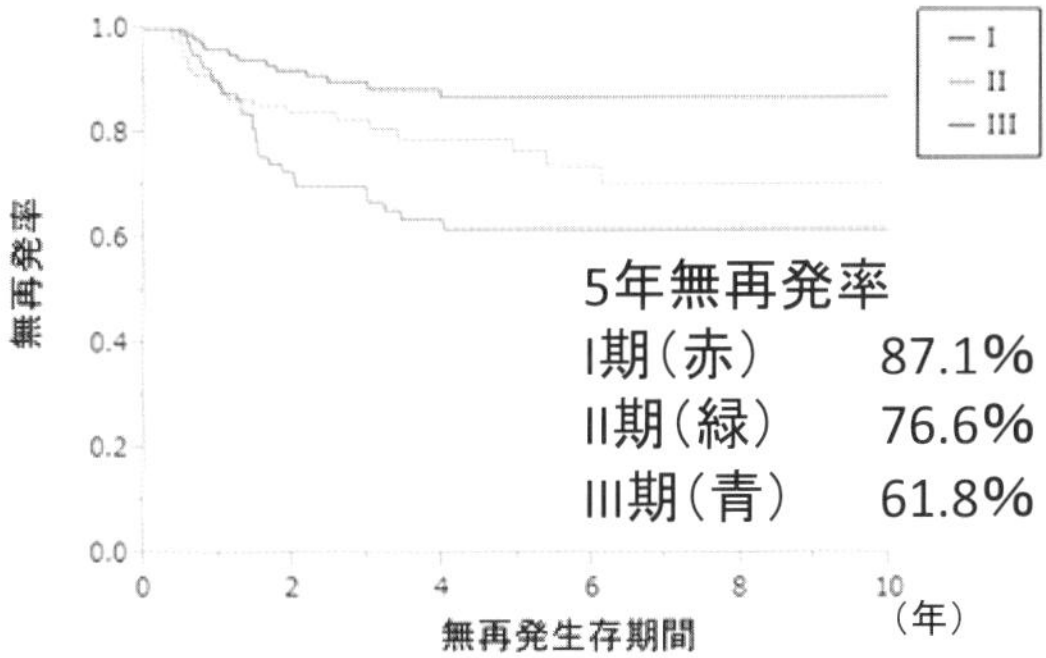

7. 大腸癌の手術後再発

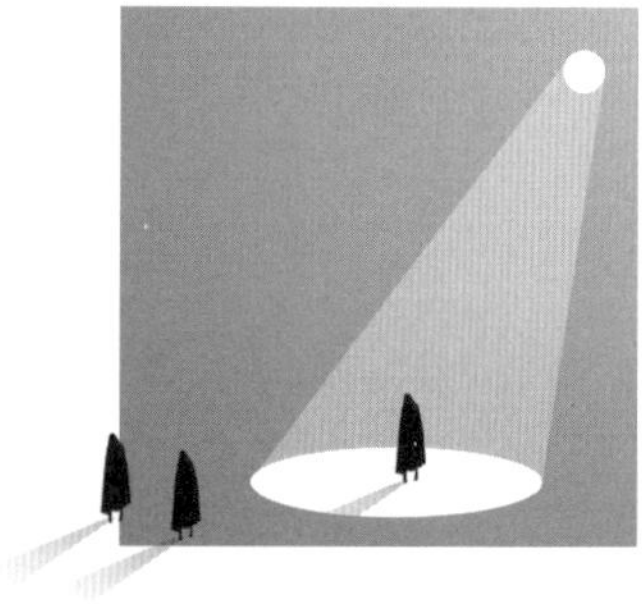

大腸癌が手術できると判断した場合には、手術が優先されます。手術をした場合、その後5年間は通院し、定期的に検査をして再発が起こっていないか調べます。再発する場合、多くの患者さんでは3年以内に起こります。5年以降に再発が起こる場合もありますが、そのような患者さんは1%未満と少ないため、手術後5年が一応の区切りになります。今回は手術後に残念ながら再発した大腸がん

の治療方針について記載します。

　大腸癌が再発する場合、再発病巣は手術の前から存在していたと考えられます。私たちは手術の前に診察、血液検査、CT、MRI、PET、超音波検査などで転移がないか調べます。通常、このような検査で分かる転移は、すでに大きさが5㎜～1㎝以上の大きさになっています。逆に言うと、この程度の大きさにならないと検査では分からないということです。5㎜程度以下の小さな転移は現在の医学レベルでは、残念ながら診断できません。従って手術前に「転移がありません」と言われても、本当に転移がない場合と、実は転移があるものの、検査で分からない場合の二通りがあることになります。実際の手術後再発は、手術前の検査で分からなかった転移が手術後の検査で分かるようになった場合が多いと考えられます。

　遠隔転移再発とは、もともと大腸にあった癌の一部の細胞が、血管に入り込み、血液の流れに乗って遠くの臓器に行き着き、そこで新しく癌を形成したものです。

肝臓や肺に飛ぶことが多いです。元々は大腸癌ですので、肝臓や肺に転移があっても、肝臓癌や肺癌ではなく大腸癌としての治療を行うことになります（図）。

癌細胞がリンパ管に乗って流れて、その先で癌を形成するとリンパ節転移となるのですが、リンパ節転移の多くは元々の大腸癌病巣の近くにあることが多く、手術で切除できる範囲にあるため、遠隔転移の扱いとはなりません。しかし、あまりに遠くのリンパ節に転移がおこると、手術で取りきれる範囲を越えるため、その場合は遠隔転移の扱いになります。

血液やリンパ液の流れに乗った再発の他に、細胞がこぼれ落ちて、再発することがあります。手術で繋いだ腸管におこる吻合部再発やお腹の中にこぼれ落ちると腹膜播種と呼ばれる再発があります（図）。

遠隔転移巣や吻合部再発に対しては、外科手術ができるものであれば手術で取るのが最も確実性の高い方法と言われています。しかし、見つかった時点で手術では取りきれないくらい進んでしまっていることもあります。このような患者さんは有効な治療が存在しなかった時代では余命が約半年と言われていましたが、様々な治療薬が使用できるようになり、現在は3年近くにまで延長しています。治療薬だけでは病状の維持が困難な場合は、他の方法、例えば放射線などを用いるこ

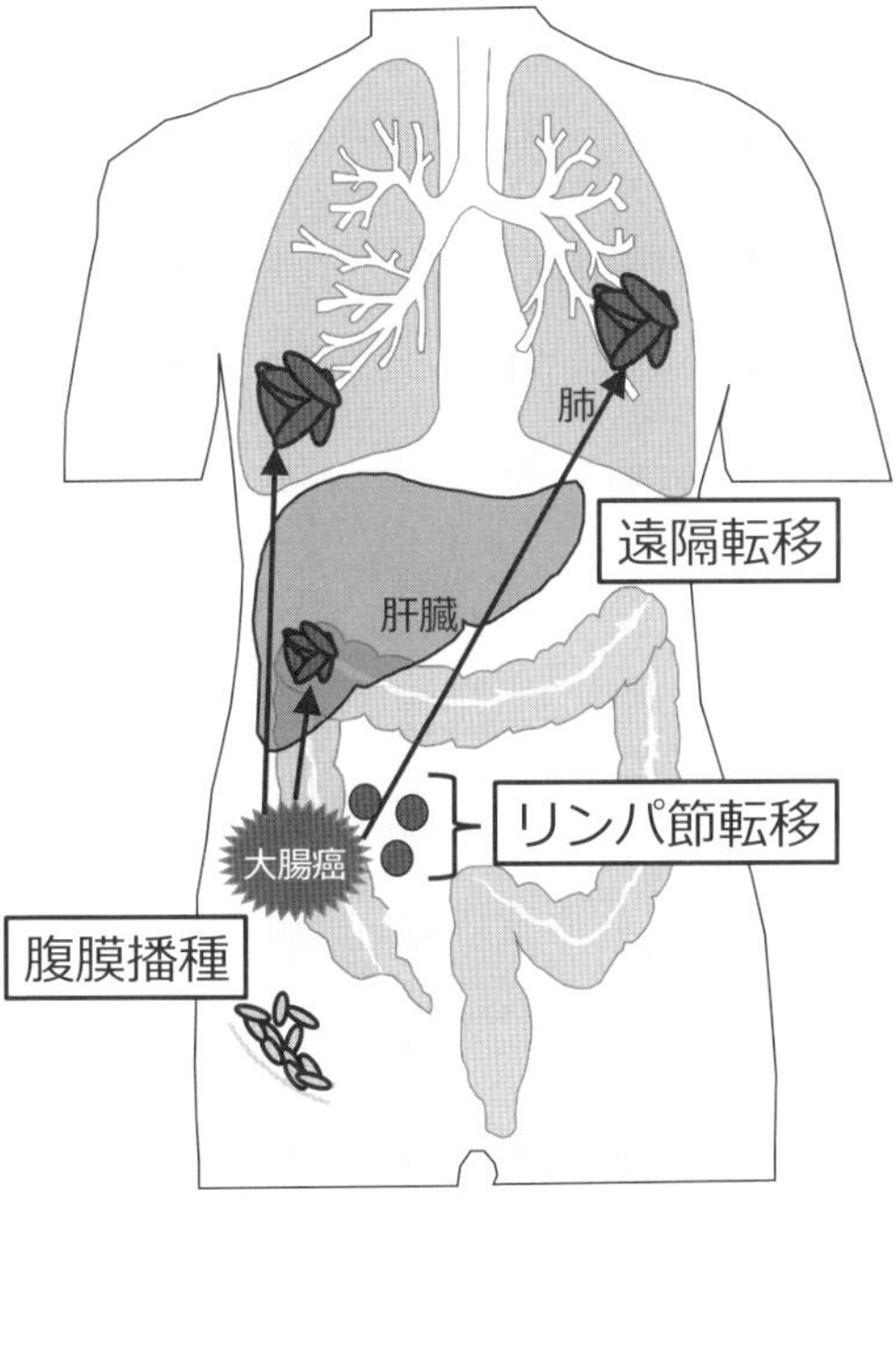

ともあります。手術以外の治療を積極的に用いることにより、病変が小さくなり、これまで取りきれなかったものが取りきれるようになることで、根治（完全に治ること）を目指せることも少なくなくなってきました。私たちの施設でも腫瘍内科医や放射線科医と連携して、積極的な治療を行っています。

8. 再発大腸癌の治療方針

前回、切除不能進行再発大腸癌はいかにして起こるかについて説明させていただきました。このような患者さんの平均余命が半年ほどと言われていた時代もありましたが、今では様々な抗癌剤をはじめとした薬剤（化学療法と言います）を組み合わせることにより3年近くにまで延長してきました。しかし、化学療法だけでは未だに治癒を望む事は難しいと考えられています。したがって化学療法の最

大の目標は腫瘍増大を遅延させて延命と癌による辛い症状を抑えることです。

一方で、中には化学療法が著明な効果を発揮することで切除不能と判定されていたものが切除可能になること（コンバージョン）があります。コンバージョンを狙うには強力な化学療法が必要なことが多い一方で、前述の通り化学療法の最大の目標が延命ですので、本来はあまり強力な治療は推奨されません。しかし、コンバージョンとなり、切除できるようになった場合、根治を目指せる可能性も出てくるので、治療開始当初よりゴールをはっきりと定めた十分な計画性を持って治療方法を選択する必要があります（図）。

再発に対する外科的切除の対象として、直腸癌の局所再発を例に挙げて説明します。直腸は結腸と違い周囲の他の臓器との間に隙間がほとんどなく、直腸だけを十分に周囲からはずして必要な部分だけを切りとることが重要で、体格が良く、骨盤の狭い男性の方の場合はこの操作が難しいとされています。直腸に隣接する臓器の温存を重視するあまりに、癌の方に近づいた取り方になってしまうことがあります。このように癌に近づいた切除になってしまうことが原因で癌細胞が残ってしまい、元々癌のあった場所に再発をきたすことがあります。これを局所再発と言います。元々残すべき臓器ギリギリで摘出を行なっているため、局所再発に対して切除を行おうとすると、隣にある臓器をもろとも取らなければ癌細胞は取りきれません。その中には膀胱や仙骨（背骨のお尻の部分）が含まれているため、手術の規模は非常に大きくなりますし、術後は生活の質が下がってしまいます。ですので、他の遠隔転移がないのかどうか、術後に同じ場所への再々発を含めた再発する可能性が低いのかどうかを十分に確認する必要があります。局所再々発を抑えるには放射線療法、遠隔転移を抑えるには化学療法が有効であり、手術を施行する前に療法を組み合わせた化学放射線療法を行うことが標準となってきています。

このように身体へのダメージの大きい手術の代わりとなり得る可能性を秘めた治療として重粒子線、陽子線などの粒子線治療があります。しかし、比較的新しい治療方法であり、過去に多くの患者様がこの治療を受けたわけではなく、また保険が効かないため約300万円の費用が必要になります。

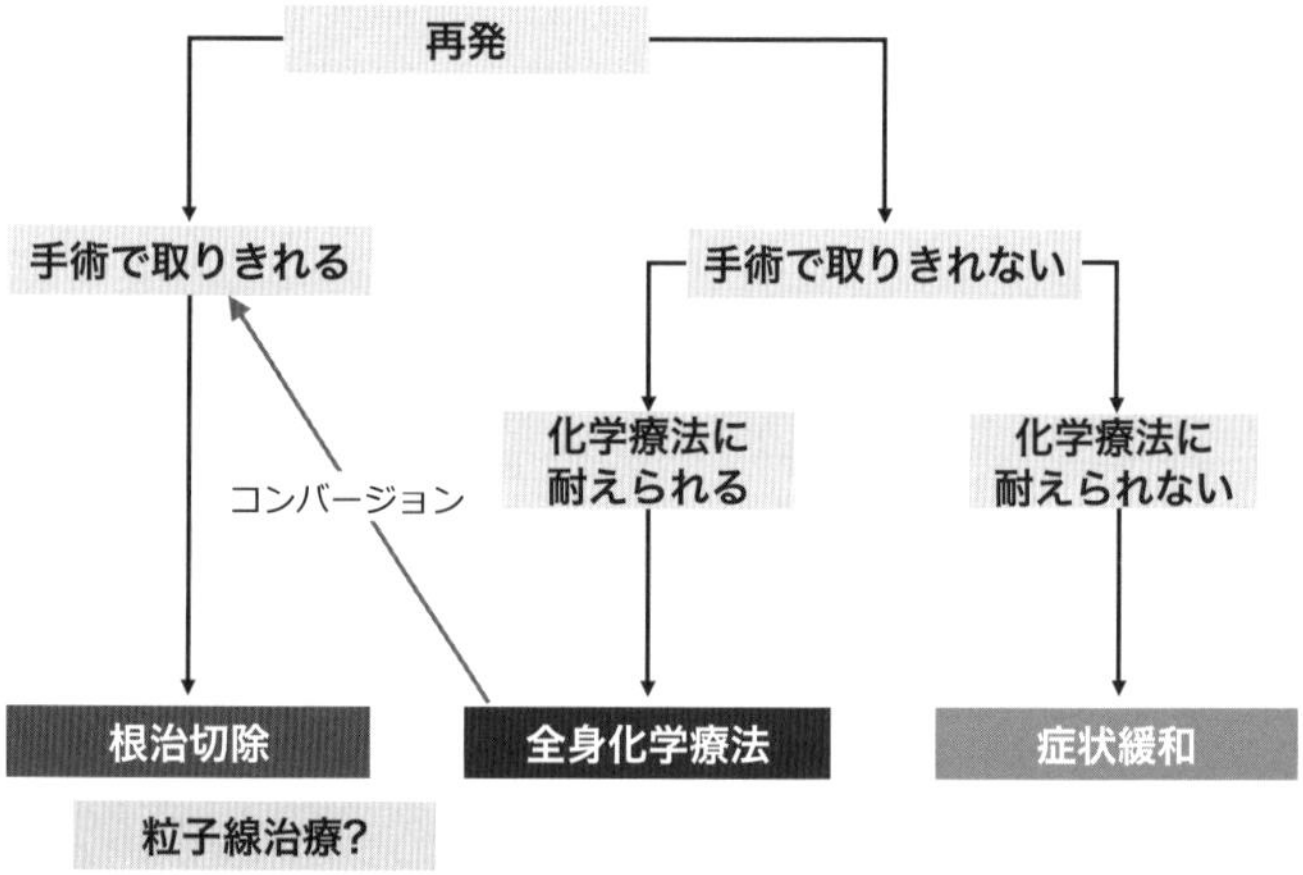

9. 大腸癌の再発を予防する取り組み

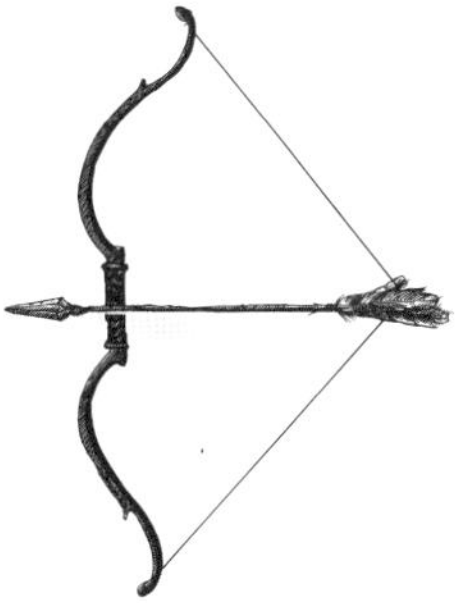

大腸がんを完全に治すためには、体の中からがんを完全に取り去ることが必要になります。手術で目に見えるがんを完全に取り去っても、目に見えないようながん細胞は体の中に残っている可能性があり、このようながん細胞が、がんの再発や転移の原因になります。このようながんの再発や転移を抑えるために手術後に行う化学療法を補助化学療法と言います。軽い家事や仕事が可能なぐらいの元気が

あり、かつ、手術後の身体的なダメージから回復しており、肝臓や腎臓などを含めた主たる臓器の機能が保たれている患者さんが適応となります。一方、切除不能の進行がんや、再発や転移がある場合に行う治療を全身化学療法と言い、重篤な合併症がなく肝臓や腎機能が保たれていること、身の回りのことが自分で全て可能な程度の元気さがあることが適応基準になります。術後補助化学療法、全身化学療法共に、大腸がんの場合は5－FUという薬をベースに使います。この5－FUという薬にいくつかの薬を組み合わせて治療を行うことが多く、5－FUにロイコボリンとオキサリプラチンを組み合わせたFOLFOX療法やイリノテカンを用いるFOLFIRI療法などがあります。また、点滴薬である5－FUを内服薬であるカペシタビンにしたXELOX療法などがあります。全身化学療法の場合には、腫瘍血管を阻害する作用があるアバスチンや、がん細胞の増殖を司るEGFレセプターに対する抗体薬であるセツキシマブやパニツブマブなどを併用した治療が行われる場合もあります。セツキシマブやパニツブマブはRAS

遺伝子の変異がない場合に適応となります。さらに、がんの血管新生や増殖に関わるシグナルを阻害するマルチキナーゼ阻害剤であるレゴラフェニブや核酸機能障害を行うTAS－102といった薬もあります。近年では、大腸がんの遺伝子解析に伴う特性がどんどん明らかにされていっており、これらの分子標的薬の開発が加速的に進んでおりますので、大腸がんの治療法はますます発展していくものと考えられています。

癌の再発や転移を予防するためには、再発や転移が起こる可能性が高い患者さんを如何に見つけ出し、どのように予防するのかも重要です。大阪大学ではOSNA法を導入しており、顕微鏡では判定が難しいがんのリンパ節転移の診断を行なっています。OSNA法では短時間で高精度のリンパ節転移検出が可能ですので、手術中にOSNA法を併用することで、リンパ節郭清を行うべき部位や範囲、そして手術方法を患者さんの状況に則して最適なものにすることが出来ます。また、臨床試験としては、血中に流れている癌細胞の接着・転移を抑制する作用をもつ心房性ナトリウム利尿ペプチドや、癌の再発や転移を抑える薬効があるB型肝炎の治療薬であるプロパゲルマニュウムの大腸がん治療への応用も行なっています。

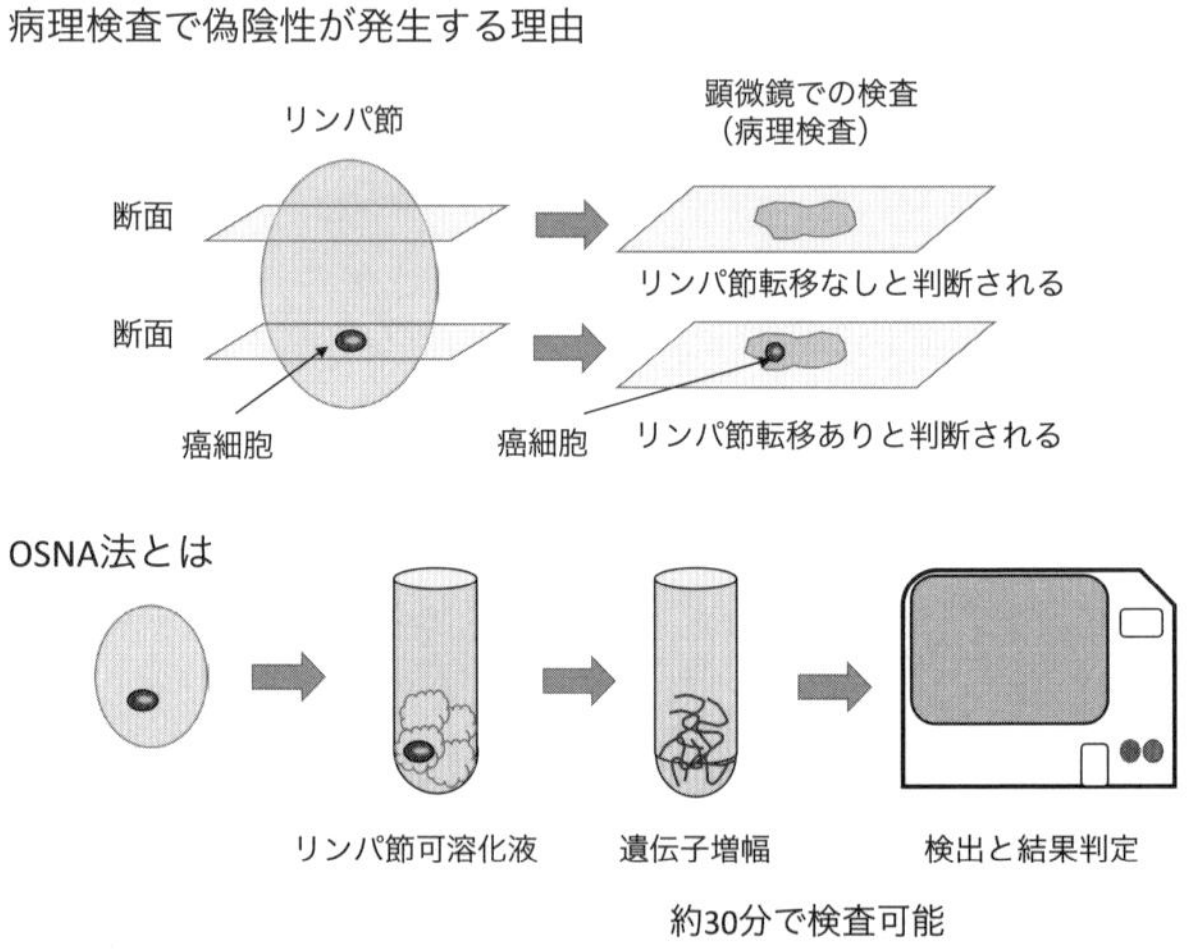

10. 大腸がんの手術医療費

前回まで結腸がん、直腸がんの外科治療につき説明させていただきましたが、大腸がんの治療法の次に気になるのが費用の問題です。今回は大腸がんの手術治療を受けた場合にかかる料金の目安と、利用できる助成制度などについてご紹介します。

大腸がんの手術にはいくつかの種類があり、保険診療で行われる大腸がんの主な手術の費用は、診療報酬点数によって定められていますが、その他にも麻酔、点滴やお薬、入院料などの費用がかかります。大腸がんの開腹手術は、術式にもよりますが、結腸がんの手術でおよそ30～40万円、直腸がんの手術でおよそ40～50万近くが相場です（いずれも3割負担・2週間程度の入院）。一方、大腸がんの腹腔鏡手術は、入院代も合わせて、およそ50～70万です。合併症などで再手術やその他の追加治療が必要となって、入院期間が延期した場合には、さらにかかります。直腸がんに対するロボット手術は自費診療で施設により約１００万円～２００万円と幅があります（注1）。

手術と入院で数十万かかるとなると、驚かれる方が多いと思います。しかし実際は、その金額をすべて窓口で支払う必要はありません。日本には、このように医療費が高額になった人のための「高額療養費制度」という制度があります。それを利用すれば多額の金額を支払うことはありません。これは、収入に応じて月々の医療費の上限を決め、それを越える分についてはは支払いが免除されるシステムです。月々の上限（自己負担額）は、年齢や収入に応じて決まっています。たとえば70歳未満で、月収30万の方の場合、月々の自己負担限度額は8～9万円になり、さらに月収の低い方では、5万円台、3万円台が上限となります。

高額療養費制度を活用するには、加入している保険組合に連絡し、「限度額認定適用証」を発行してもらう必要があります。それをあらかじめ病院の窓口に提出しておけば、上限額を越える分については支払わなくて済みますので、大腸がんの治療を受ける前に必ず申請しておいて

大腸がんの手術にかかる入院費用

	術式	3割負担	高額療養費制度	**自費診療**
結腸がん	開腹手術	30-40万円	8–9万円 (70歳未満、月収30万の場合)	–
	腹腔鏡手術	50-60万円		–
直腸がん	開腹手術	40-50万円		–
	腹腔鏡手術	50-70万円		–
	ロボット手術	–	–	100-200万円

（入院期間約2週間の場合）

注）入院期間や治療の内容によって、金額は異なります。

ください。ただし高額療養費制度は、あくまで月々の医療費に対しての制度ですので、たとえば入院が月をまたいだ場合などは適用にならない可能性も出てきます。

医療費のサポートをしてくれる制度などを事前に病院の相談窓口や会計課に相談して、あらかじめどれくらいの費用がかかるのかを確認しておくことをお勧めします。

（注1）ロボット手術の場合、高額療養費制度を活用できません。

11. 大腸がん化学療法（抗がん剤治療）の治療費について

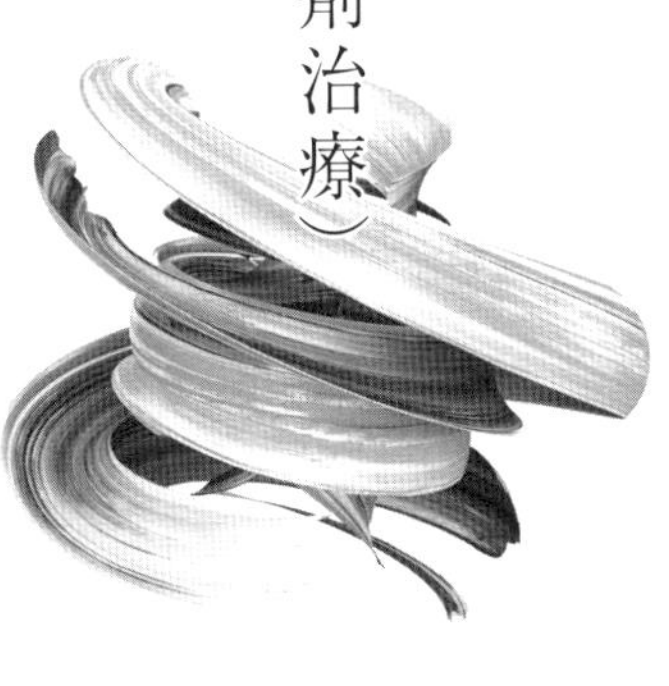

化学療法の目的は大まかに言って、（1）手術を前提とした術前化学療法、（2）手術のあとに行う術後補助化学療法、（3）がんの縮小を図る、もしくはがんの増大を抑制し体調を維持しながら延命を図る目的の化学療法、の3つに分類することができます。

いずれの場合も化学療法期間としては数ヶ月を要し、（3）のケースでは数年間にわたり化学療法を継続することも稀ではありません。期間の長さに加えて抗がん剤の薬剤費が高額なため、治療費の問題は非常に大きなものとなります。今回は大腸がん化学療法の代表的な薬剤を例に、治療費が幾らくらいになるのか考えてみます。

化学療法と一口に言っても、注射剤A1バイアルあたり◯◯円、内服薬B1錠あたり△△円、のようにそれぞれの薬剤ごとに決まっているため、どの薬剤をどういった組み合わせで用いるのかによって薬剤費は異なります。また患者さんの身長や体重によって抗がん剤の投与量を決定することが殆どのため、同じ病態で同じ薬剤の組み合わせであっても、個人によってかかる金額が異なります。また、副作用を軽減する薬剤（例：制吐剤など）をいくつ用いるかによっても、その金額が変わります。

日本において頻用される大腸がん化学療法の一つである、mFOLFOX6＋ベバシズマブ併用療法を例に計算します。

mFOLFOX6は薬剤としてはフルオロウラシル、オキサリプラチン、レボホリナートの3剤を組み合わせた療法を意味します。抗がん剤の薬剤費のみで1コースあたり24万円(表参照)、本治療は2週間ごとに繰り返しますので、1ヶ月で2回投与することになり48万円/月です。これに抗がん剤以外の薬剤費や、外来管理料や検査料など(これを仮に10万円/月とします)を加えると、治療費は58万円/月になります。

窓口支払額は患者さんの自己負担率によっても異なりますが、3割負担の場合、

mFOLFOX6＋ベバシズマブ療法　1コースあたりの投与量と薬剤費

		投与量	薬剤費
mFOLFOX6	フルオロウラシル	400mg/m^2×体表面積 ＋2400mg/m^2×体表面積	約7,000円
	オキサリプラチン	85mg/m^2×体表面積	約80,000円
	レボホリナート	200mg/m^2×体表面積	約28,000円
ベバシズマブ		5mg/kg×体重	約125,000円
小　計			約240,000円

＊身長 165cm、体重 60kg、体表面積 1.66m^2 の場合で計算

58万×0・3＝17万4千円になります。一ヶ月でこの金額になりますので、それを毎月支払い続けていくのは困難を伴うことが予想されます。

このため本邦には「高額療養費制度」と呼ばれる制度があります。これは簡単に言うと、窓口で支払う自己負担額が一定金額を超えた場合、払い戻しが受けられる制度です。

患者さんの年齢や、どの程度の収入があるか（＝所得区分）、治療が入院か外来か、1年間に何回高額療養費に該当したか、等によって算出方法が異なってくるため一概には言えませんが、例えば年収約370万〜約770万円の70歳未満のかたが、mFOLFOX6＋ベバシズマブ療法を月に2回治療する場合は、上記の17万4千円が約8〜9万円／月になりますし、70歳以上で年収が370万円未満であれば、1万2千円／月の負担で済みます。

抗がん剤治療で肉体的にも大変な中、金銭的にも大変となるととても辛いですので、少しでも負担を減らせるように本制度を有効活用していただければと思います。

SNAPSHOT

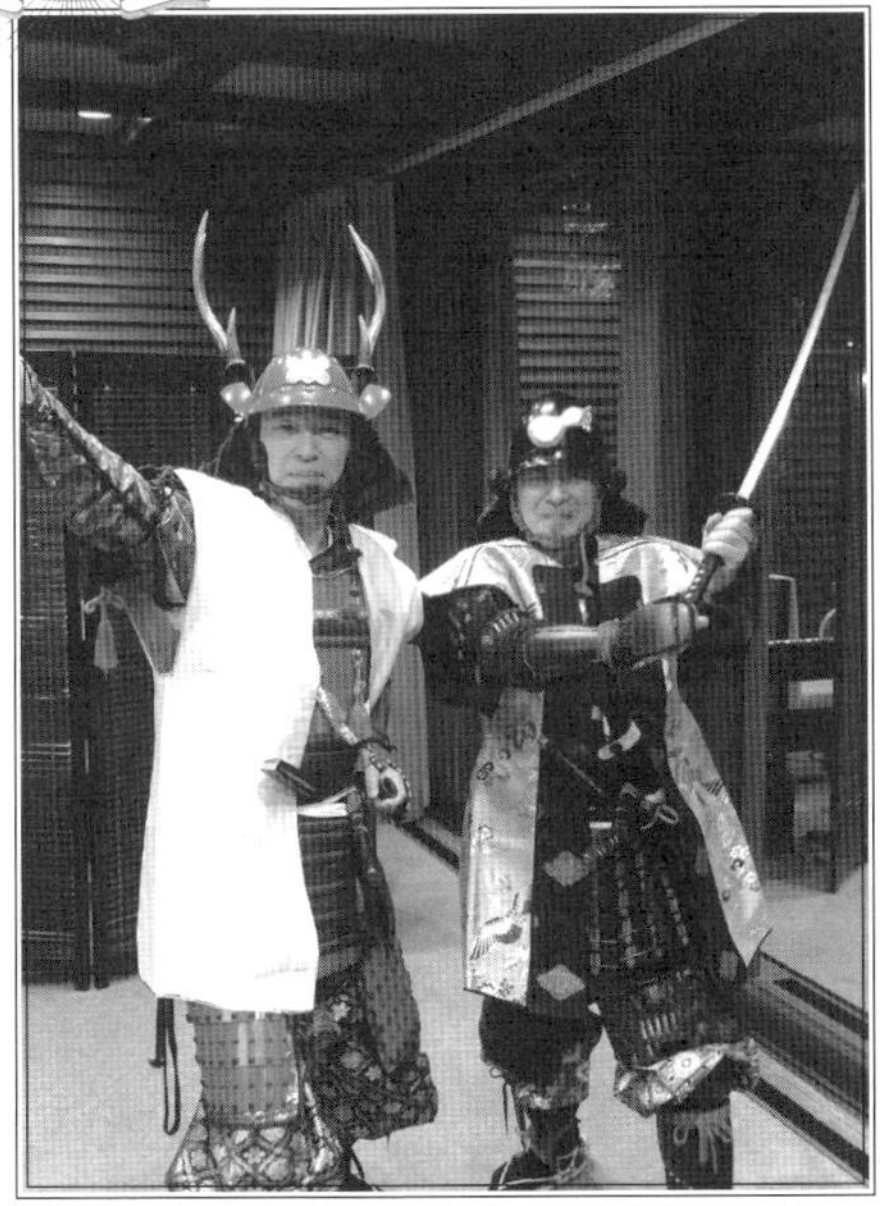

2019年4月
日本外科学会会頭の土岐祐一郎教授と
武士に変身（大阪にて）

12. 臨床研究とはなんですか？

「臨床研究」とは人を対象として行われる医学研究の総称です。癌だけでなくいろいろな病気の原因を解明したり治療法を開発したりすることなど、人を対象とする研究すべてを含んでいます。その中で実際に治療法、診断法、予防法などの検証を行うことを「臨床試験」と呼んでいます。臨床試験は治療法や診断法などが安全で有効であるかを検証することが目的です。その臨床試験の中で新しい治療薬や医療機器などが国の承認を得て全国で使えるようなものであるのかを検証することを「治験」と呼びます。

治療薬や医療機器が一般的に使えるようになるためには、安全であること、病気の治療や診断に有効であることを厚生労働省に認めてもらう必要があります。そこで製薬会社や医療機器の製造会社は患者さんの協力の下に臨床試験を行います。試験には4つの段階があり、安全であるかを調べる第Ⅰ相試験、効果と安全性を確認する第Ⅱ相試験、従来の治療法と比較をする第Ⅲ相試験があります。この第Ⅲ相試験の結果を受けて、厚生労働省が認可すれば一般的に使用できるようになり、その後実際の診療での安全性と効果を調べます。これを第Ⅳ相試験と呼びます。ですから実際に使えるようになるには相当の労力と経済的負担を要することがお分かりいただけると思います。

厚生労働省から認可された治療薬には様々なものがあり、どの治療薬が最適であるのかは分かっていないこともあります。そこで効果が証明されている一般的な治療法を提示し、日本全国で同様の治療（均てん化といいます）を受けられるように作成されたものが「ガイドライン」です。大腸癌治療ガイドラインには大腸治療に関する様々な情報が記載されていますが、これらの情報は臨床試験の結果を踏まえて作成されたもので、常に新しい情報を提供するように適宜改定が行われています。

臨床試験を行うには多くの患者さんに協力をしてもらわなければなりません。そのため日本では多くの臨床研究グループが様々な臨床試験を行っています。私ども大阪大学は連携している病院と一緒に多くの臨床試験を実施しています。

https://www2.med.osaka-u.ac.jp/gesurg/study/group/under.html

一例として大腸がん化学療法（抗癌剤治療）の副作用予防についての臨床試験を挙げます。大腸癌の化学療法（抗癌剤治療）の際、吐き気や嘔吐を伴う抗癌剤を使用することがあります。効果があるので、ある程度の副作用には目を瞑らなければなりませんが、それでもできる限り副作用を少なくすることが求められます。そのため、私どもは吐き気止めの薬が有効であるかの臨床試験を行った結果、アプレピタントという吐き気止めの薬が有効であることを明らかにしました。この結果は「制吐薬適正使用ガイドライン」に記載されました。このように臨床試験の結果はガイドラインに記載されることで日本全国に行き渡り、より良い治療法の確立のために役立っています。

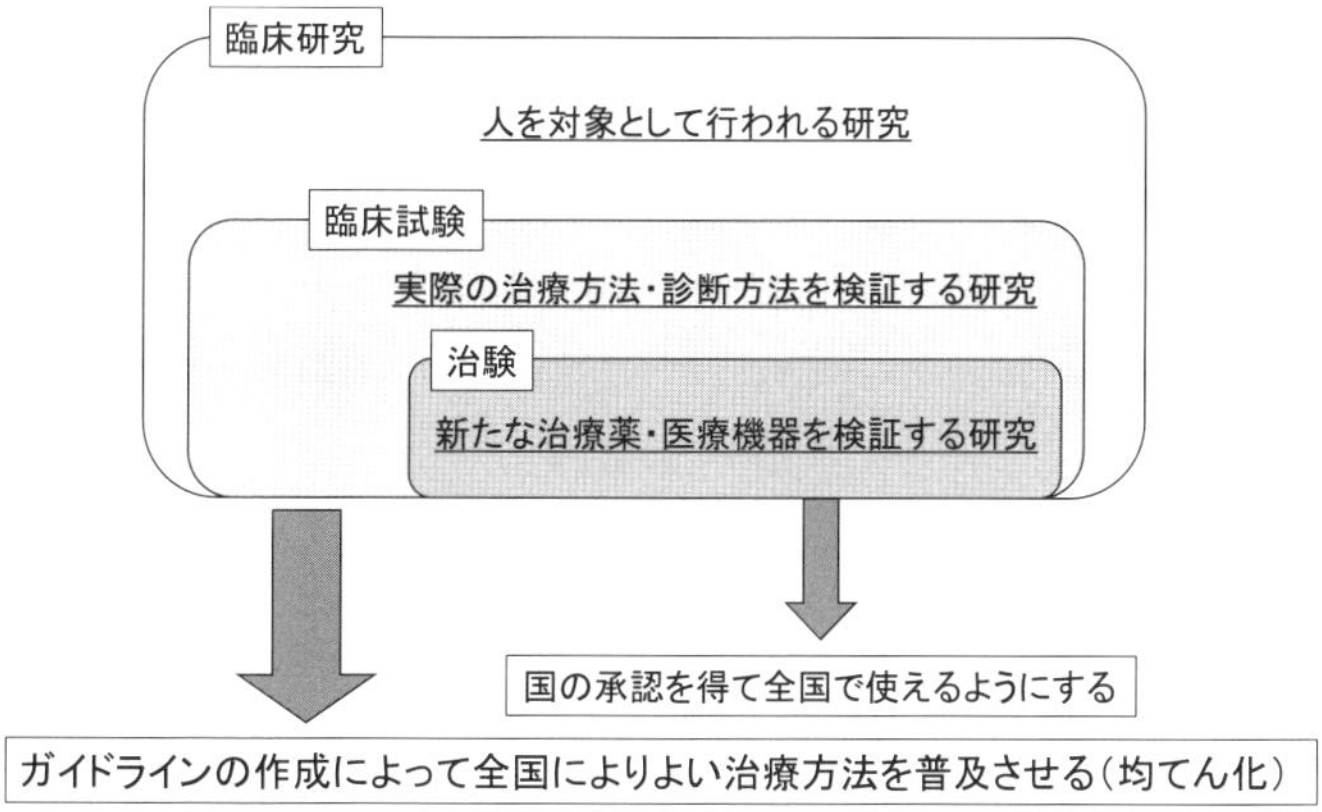
臨床研究
人を対象として行われる研究
臨床試験
実際の治療方法・診断方法を検証する研究
治験
新たな治療薬・医療機器を検証する研究
国の承認を得て全国で使えるようにする
ガイドラインの作成によって全国によりよい治療方法を普及させる（均てん化）

13.

ゲノム医療とは？

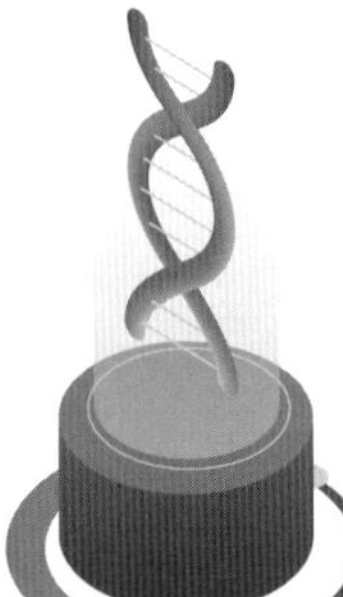

最近、ゲノムという言葉を目にする機会が増えていますが、ゲノムとは生物にとって必要な全遺伝子の1セットのことをいいます。母親由来の卵子に存在する全DNA（遺伝情報）の1セットがゲノムで、同様に父親由来の精子に含まれる全遺伝情報も1セットのゲノムです。すなわちわれわれは父親由来のゲノムと母親由来のゲノムの2組のゲノムを持っています。ヒトゲノムプロジェクトとはそ

れぞれのヒトのゲノム情報を明らかにしようとするプロジェクトですが、当初は莫大な費用と期間を要していました。しかし、最近では数十万円の予算で数日内に行えるようになっています。このような技術の進歩は、医療の場にも変化を与え、ゲノム情報に応じた医療の提供に向けた開発や取り組みが進められるようになってきています。がん患者のもともとのゲノム情報やがん組織のゲノム情報を調べることで、がんの性質がより良く分かるようになり、また、抗がん剤や免疫に関連する薬の効果や副作用の予測が可能になってきました。さらに、ヒトのゲノム情報を多数調べて比較することで、すでに特定の病気で使用されている薬剤が、全く別の病気の治療薬になることも分かってきました。例えば、高脂血症の薬が、がんに効果があることが分かったりしています。これはドラッグリポジショニングとも言われており、抗がん剤の開発にかかる莫大な時間とコストの削減につながります。日本においても、ゲノム情報に基づく医療基盤の開発が政府の政策の一環として急速に進められており、大阪大学でも様々な疾患のゲノム情報のデータベース化が進められつつあります。

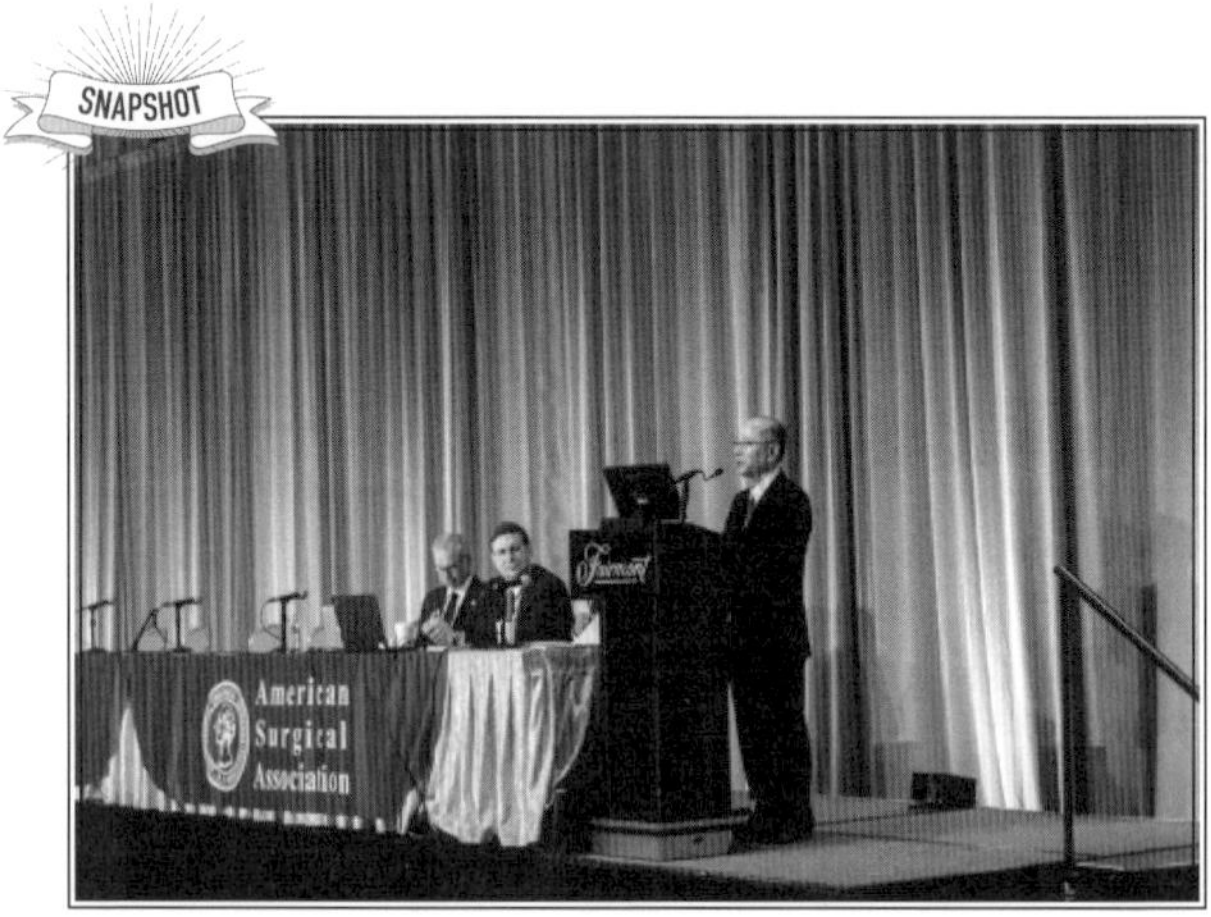

2019年4月
アメリカ外科学会にて名誉会員に推戴
（ダラスにて）

14.

遠隔手術の導入について

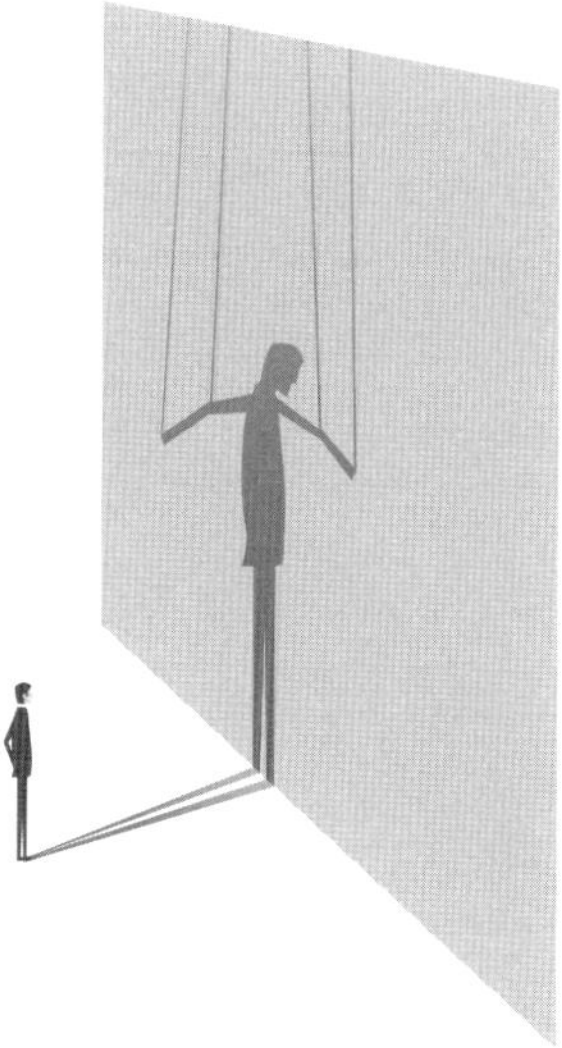

医師数は右肩上がりに増加している。たとえば、私が大学を卒業した昭和55年（1980年）、全国の医師医数は16万人（人口10万人あたり141名）であった。それが平成28年（2016年）には32万人（人口10万人あたり251名）と倍増している。また、最近の医師国家試験の受験者数と合格者数を見ると、2010年は受験者数8、447名、合格者数7、538名（合格率89・2％）であり、2018

年は受験者数10、146名、合格者数9、029名（合格率89・0％）となっている。2010年と2018年を比べると、国家試験合格者数は1、500名も増えた事になる。これは医学部定員数の増加によるものだが、これに2校の新設医大が設立されたことにより、医師数はさらに増えることになる。その一方で、医師の診療科偏在が顕著になっている。すなわち皮膚科、眼科、糖尿病内科、精神科などが増える一方で、産婦人科は横ばい、外科は減少している。外科医の減少は日本外科学会にとって、大きな問題となっている。地域医療で実践的に役立つのは外科医であるという声を多く耳にする。すなわち外科医の減少は手術を実施するバリバリの外科医の減少のみならず、地道に内科的診療をも含めた地域医療を担う外科医の減少も意味している。そのため、地方からは医療崩壊の切実な声が聞こえてくる。

日本外科学会が抱える課題は、前述の様に若い医師が徐々に減っていることである。現在、日本外科学会の会員数は約4万人であるが、入会者数はここ数年、毎年800名程度と少ない（最も多い時は約2、000名が入会していた）。全体の外科医数は高齢医師の踏ん張りで、横ばいとなっているが、若い外科医が少なくなっていることに伴い、外科医全体の平均年齢は上昇している。将来は地域によって外科医不足が避けられない。外科医不足は、例えば都会で1カ月待ちの手術が数年後には2~3カ月待ちとなる可能性があり、また、地方によっては、将来は手術を受けられないという可能性もある。そこで日本外科学会は外科医不足と地域医療の維持・確保を目指して、厚労省、総務省、経産省、文科省などと遠隔手術の導入を目指して検討を進めている。これを可能にするのがロボット手術と通信手段の進歩である。ロボット手術において、術者は患者さんの体に直接手を触れることはない。コンソールと呼ばれ箱のような装置に頭を入れて手術野を見ながら、両手と両足で遠隔操作をして患者さんの手術を行う。このコンソールを二つ設置すると、二人の外科医がそれぞれのコンソールで術野を観察しながら一人の患者さんに対して手術操作することができる。たとえばA医師とB医師がいる場合、同じ画面（術野）を見ながら、ある場面はA医師が手術を担当し、次の場面はB医師が担当することができる。その間、AとBの両医師は、意見交換したり、操作を変わったりすることができる。

われわれが想定している遠隔手術は、熟練外科医が遠く離れた患者を一方的に手術するものではない。コンソールを現地病院とそこから離れた基幹病院に置くことにより、現地にいる一人の患者さんを現地の外科医と基幹病院の熟練外科医が協力して手術する。手術を実際に担当するのは現地にいる外科医であり、基幹病院にいる熟練外科医は、あくまでも現地外科医の支援を行うものである。これが可能となれば、現在は3〜4人が1チームとなって実施している手術について、現地での外科医師数を1〜2名は減らせる可能性があり、外科医不足解消の一方法になると期待している。また、何より地域住民にとっては、慣れ親しんだ居住地で手術が受けられることになり、地域医療崩壊の抑止に繋がると期待される。最大の課題は通信の安定性で、５Ｇより安定した有線が望ましい。病院間での有線を拡張できれば、実現に向けて進めることができる。もちろん、倫理的な課題、法律的な課題、実際に使用する機器類の課題など、難問山積であるが、一つずつ課題を解決して実現したいと考えている。

おわりに

現在、医師の働き方改革の議論が進んでいる。病院の再編成、医師の地域偏在と診療科偏在、専門医制度の在り方、専門医の配置の適正化など、重要な問題が山積しており、近未来的には痛みを伴わざるを得ない改革が行われるであろう。

ところで医療と医学の進歩には目を見張るものがある。私が医師になった昭和の終わりごろから現在までを振り返ると、医療の急速な進歩にはただただ驚かされ、その基盤である医学の進歩にも同様に驚きを禁じ得ない。ここ最近、さらなる発展の起爆剤として取り上げられているのが、ゲノム医療とＡＩホスピタル構想である。

内閣府の肝煎りでがん研究会の中村祐輔先生がまとめ役となって推進中のＡＩホスピタル構想は、全国の4病院で実験中である。それによれば医師や看護師の記録は手書きあるいはコンピューター入力ではなく、口で伝えたことがそのまま校正された形で文章になるらしい。すると医師や看護師のカルテ記録時間は不要となる。外来での待ち時間も一人ずつをＡＩにより監視することで、最短にできるらしい。さらに血液検査や画像検査の結果は、ほぼリアルタイムで表示されるため、患者は検査結果を聞くために再来する必要がなくなる。手術も術者の目に実際の臓器に重ね合わせるように重要な血管などが表示されるため、より安全性が高まる。患者さんを案内するための歩行ロボットや介助ロボットが普通に活躍するため、医師や看護師は患者さんとのコミュニケーションに時間を回せる。いろいろ利点があり、今後の発展と実用化への期待が高まっている。

ＡＩの進歩はこれまでの漸増的な医学と医療の進歩を、エクスプローネンシャルな進歩にするであろう。そうなると、その進歩の先を予測することは不可能となる。これから先の100年後はどうなっているであろうか？　がんは根絶できるようになっているであろうか？　新たな感染症が勃発しているのではなかろうか？　（まさしくこの本を校正中に新型コロナウイルス感染症が発生し、大騒ぎになってしまった）。そもそも人類は引き続いて存在できているであろうか？　さまざまな疑問が沸き起こるが、将来の進歩の一端を垣間見るためにも長生きする必要がある。皆様もどうぞご自愛を！

最後までお付き合いくださり感謝申し上げる。また、重ねて古山さんと河原亮子さん、それに坂本ゆかりさんに感謝申し上げる。

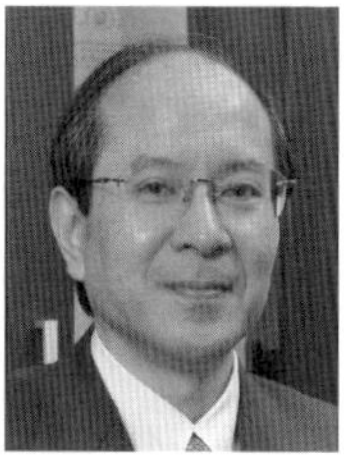

森 正樹《もり まさき》

［学歴］
１９８０年３月　九州大学医学部卒業
１９８６年３月　九州大学医学系大学院修了

［職歴］
１９９８年　九州大学生体防御医学研究所教授
２００８年　大阪大学大学院消化器外科教授
２０１８年　九州大学大学院消化器・総合外科教授

［所属学会など］
日本医学会・医学会連合（副会長２０１９年６月〜）
日本外科学会（理事長２０１７年〜）
日本消化器外科学会（理事長２０１１〜２０１５年）
日本癌学会（副理事長２０１６年〜）

［その他］
アメリカ外科学会名誉会員（２０１８年〜）
中南大学（中国）名誉教授（２０１８年〜）

［資格］
日本内視鏡外科学会技術認定医（大腸）（２０１１年〜）
ダ・ビンチ手術認定医（２０１８年〜）

［役員など］
日本学術会議第23期会員（２０１４年〜）

［賞罰］
日本医師会医学賞（２０１０年）
高松宮妃癌研究基金学術賞（２０１３年）
日本癌学会長與又郎賞（２０１９年）
日本癌治療学会中山恒明賞（２０２０年）
アメリカ腫瘍外科学会栄誉賞（２０２０年）
紫綬褒章（２０２０年）

外科医から観た
マクロの社会学

2020年5月2日　初版第1刷発行

［著　　者］森　正樹
［発 行 者］古山正史
［発 行 所］大道学館出版部
九州大学医学部 法医学教室内
〒812-8582 福岡市東区馬出3丁目1-1
TEL 092-642-6895
郵便振替 01720-9-39512
［印刷・製本］株式会社ミドリ印刷
福岡市博多区博多駅南6丁目17-12

ISBN978-4-924391-85-7 printed in Japan
落丁・乱丁の場合はお取り替えいたします